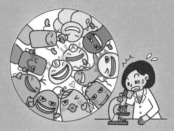

Food Poisoning
Knowledge

# イラストで楽しく学ぶ！

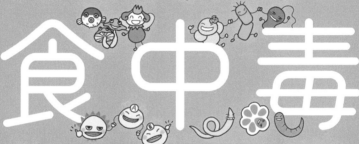

# 食中毒の知識

伊藤　武
西島基弘　著
おのみさ　絵

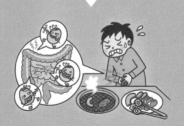

講談社

**写真提供**（敬称略）

刊行にあたり，関係者にご協力をいただきました。ここに謝意を表します。

- カバー袖前　マフグ：石川県水産総合センター

　　　　　　　アオブダイ：長崎大学　谷山茂人

　　　　　　　エゾボラモドキ：京都府農林水産技術センター海洋センター

　　　　　　　ヒメエゾボラ：東京海洋大学名誉教授　塩見一雄

- 32ページ　　豆知識　人食いバクテリア（*Vibrio vulnificus*）：

　　　　　　　Centers for Disease Control and Prevention〔Wikipedia〕

- 57ページ　　虎列刺退治：東京都公文書館

- 58ページ　　神田下水：都政新報（2014年5月30日）

- 62ページ　　写真2.8　エルシニア属菌：公益社団法人日本食品衛生協会　丸山　務

- 91ページ　　写真2.14　A型肝炎ウイルス：東京都健康安全研究センター　森　功次

- 95ページ　　写真2.15　E型肝炎ウイルス：国立感染症研究所

- 101ページ　写真2.17　サルコシスティス・フェアリー：女子栄養大学　斉藤守弘

- 103ページ　写真2.18　クドア・セプテンプンクタータ：東京農業大学　小西良子

- 137ページ　豆知識　カエンタケ：東京きのこ同好会　金子幸雄，大西孝一，井上　清

- 147ページ　豆知識　スノーフレーク：Kurt Stüber〔Wikipedia〕

- カバー袖後　ツキヨタケ・クサウラベニタケ

　　　　　　　東京きのこ同好会　金子幸雄，大西孝一，井上　清

　　　　　　　クワズイモ：KENPEI（Wikipedia）

　　　　　　　イヌサフラン：御影雅幸

# はじめに

　日常，食事をするとき，おいしい，おいしくないなどは気にしますが，これを食べて食中毒にならないか？などとめったに考えないと思います。当たり前ですが，食品はおいしくて，栄養価があって，安全なものでなければなりません。その安全を脅かすものとして「食中毒」があります。「食中毒」には微生物によるものから，動物や植物による自然毒や，勘違いで食べられないもの（金属や洗剤など）を混ぜてしまう例（化学物質によるもの）などいろいろなものがあります。「食中毒」は医師が診断し，最寄りの保健所に届け出ることになっています。保健所は「食中毒患者等届出票」を作成して知事等に報告します。知事等は管内の「食中毒患者等届出票」を厚生労働大臣に報告します。厚生労働大臣は全国のデータをまとめて整理し，食品衛生対策の資料を作成します。その内容は知事等に連絡しますが，同時に消費者はWebで同じものを見ることができます。

　上記の方法で厚生労働省がまとめたものが正式に「食中毒」として扱われますが，私たちの日常生活に戻って考えてみると，なんとなくお腹が痛くなった，吐き気がする，下痢をするなどの症状が出た場合，皆が皆，医師の診断を仰ぐとは限りません。時間が経過し，なんとなく大丈夫かなと思うと，学校や会社などに行く人は少なからずいるのではないでしょうか。その原因は「食中毒」だと思いますが，このような場合は厚生労働省の統計には載りません。そう考えると，実際にはどの程度の食中毒が発生しているのか見当がつきません。

　食中毒発生にはさまざまな要因があり，それを知り予防対策を実施することで食中毒を大幅に減らすことができます。

　この食中毒の起因菌としてサルモネラや出血性大腸菌O157などがあります。以前はこれらによる食中毒への対策が最も重要でしたが，屠場をはじめ流通や販売などに関係する多くの人たちの努力や，消費者の食品に対する正しいとり扱い方が普及したことで大幅に減少してきました。ですが，食中毒が減少したから安全というものではなく，常に関係者や消費者の継続的な努力が必要で，油断をすると事故につながってしまうことを肝に銘じておかなければなりません。腸炎ビブリオ食中毒も以前は多発していましたが，魚介類を捕獲した直後から販売までの温度管理を徹底することで大幅に減少させることができています。近年ではノロウイルスによる食中毒も減少してきましたが，発生件数や患者数については他の食中毒と比較すると依然として突出しています。ごく小菌数で感染することも

原因のひとつですが，さらなる対策が必要です。一方，異常に増加し，全食中毒の件数などではノロウイルスに次いで多くなってきたのがアニサキスです。寄生虫による食中毒対策が急がれています。

　自然毒による食中毒は，微生物による食中毒と比較すると件数や患者数は非常に少ないですが，フグの不適切な調理やスイセンやイヌサフラン，トリカブトの誤食などにより死者が出ています。これらは厚生労働省が注意喚起をしたほどです。魚介類や植物による食中毒は，確実な物しか食べない，人にあげないことなどで防ぐことができます。

　2021年6月より食品を扱う全事業者に対してHACCP導入・運用が完全義務化となったこと，事業者の努力のほか，2019年12月に発生した新型コロナウイルス感染症により外食や会食が自粛になったこともあり，微生物による食中毒は以前と比べ減少傾向にあります。しかし，油断は禁物です。消費者が購入したものを家庭でとり扱う際の粗雑さによる食中毒の防止には食中毒対策の普及が必要です。防止対策はとても簡単な内容ですが，普及にはまだまだかなりの時間がかかります。

　本書は，初版は『絵でわかる食中毒の知識』として2015年11月に刊行しました。今回，食品衛生の世界基準であるHACCPや新たな食中毒を加えるなど内容を更新し，またイラストで楽しく学んでいただけるようカラー化し，『イラストで楽しく学ぶ！　食中毒の知識』として改訂改題しました。怖がらずに楽しく学んでいただけると幸いです。本書を作成するにあたり（株）講談社サイエンティフィク　堀恭子さん，イラストレーターおのみささんには大変なご尽力をいただきました。ここに感謝とともに申し添えます。

　2022年10月

伊藤　武，西島基弘

## イラストで楽しく学ぶ！食中毒の知識〈目次〉

第 **1** 章

▼

# 食中毒とは何かを
# 知っておこう！

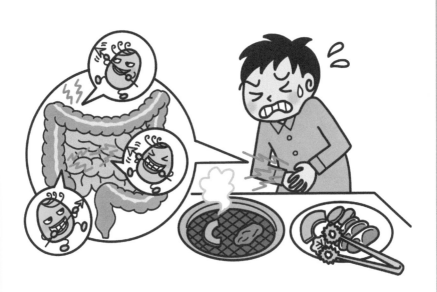

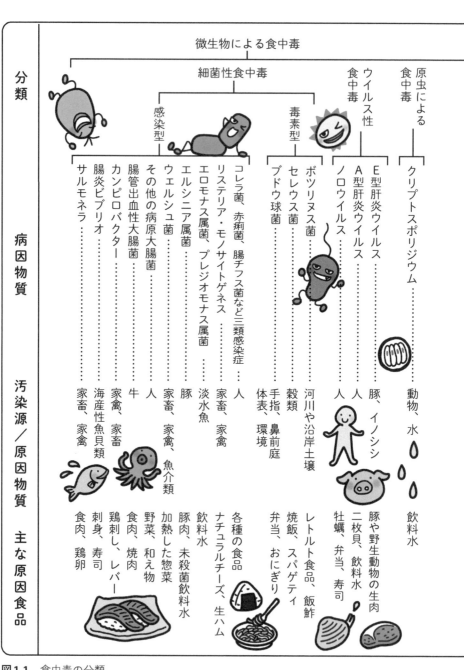

| 分類 | | 微生物による食中毒 | | | | |
|---|---|---|---|---|---|---|
| | | 細菌性食中毒 | | ウイルス性食中毒 | 原虫による食中毒 |
| | | 感染型 | 毒素型 | | |

| 病因物質 | 汚染源／原因物質 | 主な原因食品 |
|---|---|---|
| サルモネラ………… | 家畜、家禽 | 食肉、鶏卵 |
| 腸炎ビブリオ……… | 海産性魚貝類 | 刺身、寿司 |
| カンピロバクター… | 家禽、家畜 | 鶏刺し、レバー |
| 腸管出血性大腸菌… | 牛 | 食肉、焼肉 |
| その他の病原大腸菌 | 人 | 野菜、和え物 |
| ウェルシュ菌……… | 家畜、家禽、魚介類 | 加熱した惣菜 |
| エルシニア属菌…… | 豚 | 豚肉、未殺菌飲料水 |
| エロモナス属菌、プレジオモナス属菌……… | 淡水魚 | 飲料水 |
| リステリア・モノサイトゲネス…… | 家畜、家禽 | ナチュラルチーズ、生ハム |
| コレラ菌、赤痢菌、腸チフス菌など三類感染症……… | 人 | 各種の食品 |
| ブドウ球菌………… | 手指、鼻前庭 | 弁当、おにぎり |
| セレウス菌………… | 穀類 | 焼飯、スパゲティ |
| ボツリヌス菌……… | 体表、環境 | レトルト食品、飯鮓 |
| ノロウイルス……… | 河川や沿岸土壌 | 牡蠣、弁当、寿司 |
| A型肝炎ウイルス… | 人 | 二枚貝、飲料水 |
| E型肝炎ウイルス… | 豚、イノシシ | 豚や野生動物の生肉 |
| クリプトスポリジウム……… | 動物、水 | 飲料水 |

図1.1　食中毒の分類

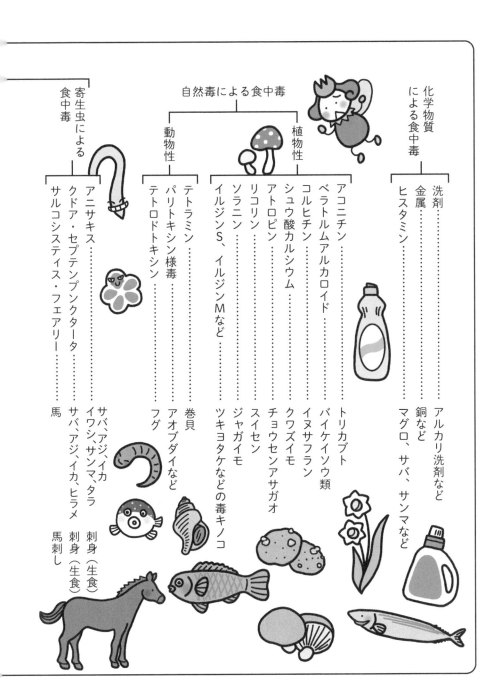

食中毒の分類

**化学物質による食中毒**
- 洗剤 …… アルカリ洗剤など
- 金属 …… 銅など
- ヒスタミン …… マグロ、サバ、サンマなど

**自然毒による食中毒**

植物性
- アコニチン …… トリカブト
- ベラトルムアルカロイド …… バイケイソウ類
- コルヒチン …… イヌサフラン
- シュウ酸カルシウム …… クワズイモ
- アトロピン …… チョウセンアサガオ
- リコリン …… スイセン
- ソラニン …… ジャガイモ
- イルジンS、イルジンMなど …… ツキヨタケなどの毒キノコ

動物性
- テトラミン …… 巻貝
- パリトキシン様毒 …… アオブダイなど
- テトロドトキシン …… フグ

**寄生虫による食中毒**
- アニサキス …… サバ、アジ、イワシ、サンマ、タラ／刺身（生食）
- クドア・セプテンプンクタータ …… サバ、アジ、イカ、ヒラメ／刺身（生食）
- サルコシスティス・フェアリー …… 馬／馬刺し

# 1.1 食中毒とは

人は長い歴史のなかで"食べられるもの"と"食べられないもの"を経験的に区別し，伝承してきました。しかし近年，私たちの食生活は，家庭で毎食手づくりのものを食べることが少なくなり，半調理食品や加工食品が普及し，外食産業も増加，輸入食品も増え，食生活が豊かになってきました。その一方で，自然志向などもあり，食形態が多様化・複雑化してきました。

このような食形態のなかで，飲食物が原因でお腹が痛くなったり下痢をしたりする急性の胃腸炎症状を起こす人が毎年大勢いますが，その原因は，ウイルスや細菌によって起こるものが大半です。このように，飲食物が原因で起こる健康障害を「食中毒」といいます。

しかし，飲食物を介さずに人から人に感染して起こるものは感染症に分類され，「食中毒」とはいいません。また，栄養不良や過食によるもの，カドミウムやヒ素などを微量に長期間摂取することにより起こる健康障害も「食中毒」とはいいません。

そして，これまでの「食中毒」は，病原菌が大量に増殖することにより発症すると考えられていましたが，近年，ごく少量でも食中毒を起こすものがあることがわかってきました。また最近はノロウイルスなどのウイルスやアニサキスのような寄生虫，クリプトスポリジウムのような原虫による健康障害も「食中毒」に分類されるようになりました。

上記の微生物由来の「食中毒」のほか，「食中毒」の原因である自然毒は動物性と植物性に大別されます。動物性の自然毒はフグ毒を中心とした魚毒や貝毒などが知られています。植物性の自然毒はスイセンやバイケイソウ類，ジャガイモなどによる食中毒が増えてきました。また，化学物質による「食中毒」はヒスタミンによる中毒がよく知られていますが，洗剤などによる中毒も散見されるようになりました。

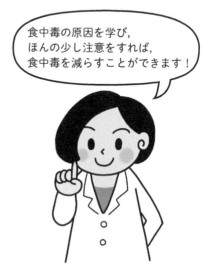

食中毒の原因を学び，
ほんの少し注意をすれば，
食中毒を減らすことができます！

このように，食中毒にはさまざまな種類があることがおわかりいただけたかと思います。そこで，第2章では微生物による食中毒，第3章では自然毒と化学物質による食中毒を紹介します。

　食中毒はその原因を知り，ほんの少し注意をすることで減らすことができるので，その特性をつかんでください。

## 1.2　食中毒の分類

　食中毒を大きく体系的に分類すると，①微生物（細菌性，ウイルス性，原虫・寄生虫）による食中毒，②自然毒による食中毒，③化学物質による食中毒になります（**図1.1**（2，3ページ））。ここでは各食中毒について大まかな分類を記し，第2章と第3章で詳しく解説します。

### 1.2.1　微生物による食中毒

　微生物は細菌のほか，ウイルス，原虫や寄生虫も飲食物媒介感染症（食中毒）の病因物質となります。

#### 1. 細菌性食中毒

　細菌は食中毒の病因物質として古くから知られており，細菌の種類も多彩です。この細菌性食中毒ですが，予防の観点から「感染型」と「毒素型」の2つに分けられています（**表1.1**）。

（1）感染型

　サルモネラなど，食品内で増殖した病原菌を食品とともに摂取することにより起こる場合を「感染型」と呼びます。以前は，食品内で大量に増殖した病原菌としていましたが，近年，カンピロバクターや腸管出血性大腸菌（O157など）などのように，少量の菌の摂取でも食中毒を起こす病原菌に注目が集まっています。

　サルモネラ，カンピロバクター，エルシニアなどは腸管粘膜細胞内に侵入する病原菌です。腸炎ビブリオ，腸管出血性大腸菌，ウェルシュ菌，腸管毒素原性大腸菌は，腸管内で菌が増殖する際に腸管の生理機能を破壊する毒素を産生しま

**表1.1　細菌性食中毒**

| 感染型 |
| --- |
| (a) 恒常的に発生がみられる細菌：<br>　　サルモネラ，腸炎ビブリオ，病原大腸菌（腸管出血性大腸菌，腸管侵入性大腸菌，腸管毒素原性大腸菌，腸管病原性大腸菌など），カンピロバクター，ウェルシュ菌，リステリア・モノサイトゲネス，下痢型セレウス菌<br>(b) まれな発生：<br>　　*Yersinia enterocolitica / pseudotuberculosis*，*Aeromonas hydrophila / sobria / caviae*，*Plesiomonas shigelloides*，*Vibrio fluvialis / furnissii*，コレラ菌，赤痢菌，連鎖球菌<br>(c) 今後注目しなければならない細菌：<br>　　*Listeria monocytogenes*，*Cronobacter sakazakii*，*Vibrio vulnificus* |
| **毒素型** |
| (a) 恒常的にみられる細菌：黄色ブドウ球菌，嘔吐型セレウス菌<br>(b) まれな発生：ボツリヌス菌 |

す。これらの病原菌は，腸管内で毒素を産生します（よって「生体内毒素型」とも呼ぶ場合もある）。食品内では毒素産生がみられません。

　また，かつて法定伝染病として分類されていた赤痢菌，チフス菌，パラチフス菌，コレラ菌ですが，これらは人が保有する病原菌で，感染源は人（患者や不顕性感染者：保菌者）になります。すなわち，人の糞便が環境を汚染し，飲料水によって感染（水系感染）を起こす場合と，手指からこれらの病原菌が食品を汚染し，食品媒介感染（食中毒）を起こす場合があります。いずれも少量で感染が成り立つので，人から人への感染もあります。諸外国で多発している溶血連鎖球菌についても日本国内での発生頻度は少ないですが，たまごサンドなどを介して食中毒を起こします。

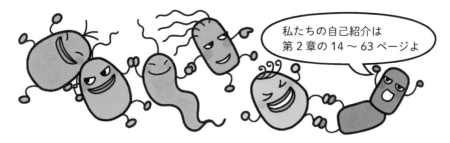

私たちの自己紹介は第2章の14～63ページよ

## (2) 毒素型

　食品のなかで病原菌が増殖する際に生じる特殊な毒素が健康障害を起こします。この食品中に産生する毒素は，黄色ブドウ球菌がエンテロトキシン，嘔吐型

セレウス菌がセレウリド，ボツリヌス菌がボツリヌス毒素になります。

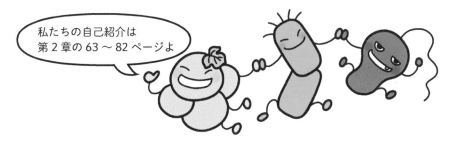

## 2. ウイルス性食中毒

　ウイルス性食中毒は人や動物を介して人に感染するものが多くみられます。食品内に汚染した（含まれる）ウイルスを摂取することで起こります。ノロウイルス，サポウイルス，A型肝炎ウイルス，E型肝炎ウイルスなどがあります（**表1.2**）。

**表1.2**　ウイルス性食中毒

| ウイルス性食中毒菌 |
| --- |
| （a）新興病原ウイルス：ノロウイルス，サポウイルス |
| （b）まれな発生：A型／E型肝炎ウイルス，ロタウイルス |

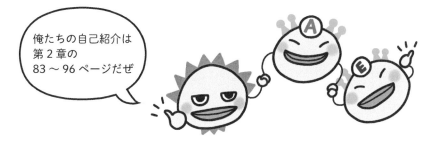

## 3. 原虫による食中毒

　以前は感染経路がわからず食中毒に分類されていませんでしたが，現在の分類では予防の観点から食品や飲料水を媒介とする原虫感染症があり，クリプトスポリジウム，ランブル鞭毛虫などがあります（**表1.3**）。

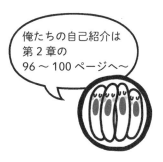

## 4. 寄生虫による食中毒

　戦後，日本人の約8割には回虫がお腹にいるといわれ，学校で虫下しを飲ませ，翌日に回虫が何匹出たかを先生に報告するという時代がありました。しかし，この回虫やノミ，シラミ，伝染病などを撲滅するために，国策として水道やトイレの普及，洗剤の開発などが行われたことにより，現在のような安全で快適な生活ができるようになりました。

　回虫のほかに肺吸虫や肝吸虫など，従来問題となっていた寄生虫は少なくなってきたものの，この数年間，全国的にヒラメや馬肉の刺身を食べると，食後数時間で一過性の嘔吐や下痢を発症し，軽症で終わる原因不明の食中毒が発生していました。これらの原因食品を調査したところ，ヒラメではクドア・セプテンプンクタータ，馬肉ではサルコシスティス・フェアリーという寄生虫の存在が判明し，食中毒として扱うこととなりました（**表1.3**）。

**表1.3**　原虫・寄生虫による食中毒

| 原虫 | クリプトスポリジウム，トキソプラズマ，サイクロスポラ，ジアルジア |
|---|---|
| 寄生虫 | アニサキス，クドア・セプテンプンクタータ，サルコシスティス・フェアリー，肝吸虫，横川吸虫，顎口虫 |

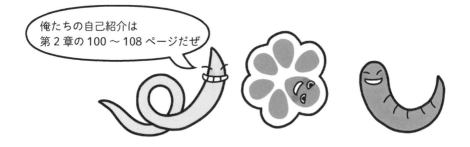

俺たちの自己紹介は
第2章の100 〜 108 ページだぜ

## 1.2.2　自然毒による食中毒

　自然毒による食中毒は，動物性と植物性の2つに大別されます。

　動物性自然毒は，フグ，アオブダイなどの有毒魚，巻貝によるものが多くみられます。読者のなかには二枚貝の毒は？と思われる方がいるかもしれませんが，二枚貝の毒の発生は，餌である有毒な藻が大量発生したため起きました。世間を

騒がせて以降は生産地で貝毒のチェックをして出荷をしているので二枚貝による食中毒は少なくなっています。

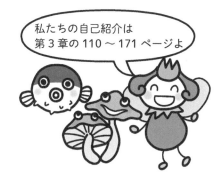

私たちの自己紹介は第3章の110～171ページよ

　植物性食中毒は，キノコのほか，スイセン，バイケイソウ類，ジャガイモ，チョウセンアサガオ，トリカブトによるものが多くみられます。

　これらの自然毒の原因は，自分たちで捕獲・採取したものを調理することで起き，発生場所の大半が家庭です。自然のものを食べるときは正しい知識を身につけ，わからない場合は食べないことです。

## 1.2.3　化学物質による食中毒

　化学物質による食中毒は，青魚を食べることによって起こるヒスタミン中毒，洗剤（アルカリ性洗剤）の誤用，銅などの金属によるものがみられます。有害性金属には鉛，カドミウム，ヒ素なども有名ですが，2000年（平成12年）以降，これらによる食中毒事例はみられません。しかし銅は，銅を含有する容器にスポーツ飲料やジュースなどの酸性物質を入れたために銅が多量に溶出し，食中毒を起こす事例があります。

僕たちの自己紹介は第3章の172～182ページだよ

　これらは食べ物ではありませんが，食中毒は口から入ったものを対象としています。本書の事例を読んで，"そんな失敗があるんだ"と知ることから，ちょっと気を付けるだけで食中毒を防ぐことができます。

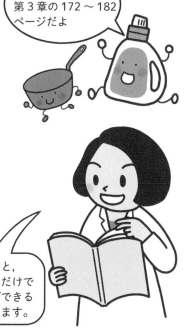

いろんな事例を読むと，ちょっと気を付けるだけで食中毒を防ぐことができるということがわかります。

# 1.3 食中毒の発生状況

## 1.3.1 食中毒の変遷 (図1.2)

　日本における食中毒の発生は，厚生労働省の法規制や都道府県の行政当局からの衛生管理の推進，あるいは食品企業の自主的衛生管理のとりくみや消費者の意識の向上により大きく変動してきました。また，学問の発展に伴い新たな病原微生物の発見などにより原因物質も変動してきました。食中毒の調査や検査が確立していない昭和28〜36年（1953〜1961年）頃では事件数が年間2千〜3千件，患者数が3万〜7万人であり，自然毒食中毒が最も多く200〜300件（死者：約150人），次いで細菌（サルモネラ，黄色ブドウ球菌）約100件（死者：約10人），ボツリヌス菌数件，原因が判明しない食中毒が全体の半数以上もありました。昭和37年（1962年）には腸炎ビブリオと病原大腸菌が食中毒に追加され，細菌性食中毒の占める割合が増加し，自然毒による食中毒が10％程度に減少してきました。また昭和58年（1983年）には，ウェルシュ菌やカンピロバクターなど7種の病原菌が追加され，平成9年（1997年）にはノロウイルスや腸管出血性大腸菌O157，平成11年（1999年）からは寄生虫などが食中毒に追加されました。食中毒の原因が判明したことにより予防対策が明確となり，衛生管理が向上してきたことで，食中毒事件数や患者と死亡者数が著しく減少しました。平成11年（1999年）の食中毒は2,697件（患者数35,214人），うち細菌が2,356件，ウイルスが116件，化学物質が8件，自然毒が121件で，死者数7人でした。これ以降，細菌は暫時減少しましたが，ウイルスが多く認められるようになりました。自然毒のうち，動物性自然毒はフグ毒による食中毒が毎年10件を上回って発生し，しばしば死亡者が出ていますが，近年死亡事故はやや減少しています。アオブダイは熱帯・亜熱帯に生息する有毒魚ですが，地球温暖化に伴い北上して九州や四国などでも事故が発生してきました。植物性自然毒はツキヨタケやクサウラベニタケなどの有毒キノコによる中毒が毎年発生していますが死亡者はいません。そのほかスイセンやクワズイモ，イヌサフラン類，ジャガイモによる食中毒が散発し，厚生労働省では注意喚起をしています。その後も食中毒は徐々に減少傾向を示していますが，寄生虫が平成25年（2013年）より食中毒統計に計上されることになり，寄生虫による発生が増加，令和3年（2021年）の寄生虫の

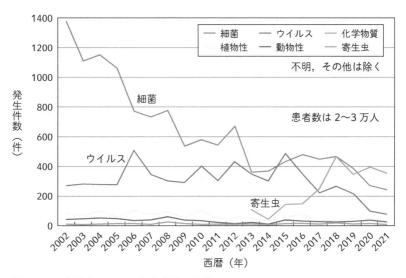

**図1.2** 日本国内における食中毒発生件数〔厚生労働省資料より〕

届出件数は348件（患者数368人），このうち344件がアニサキスを原因としています。

　近年，細菌性やウイルス性食中毒が減少傾向を示しています。その理由は，新型コロナウイルス感染症予防のために食中毒発生の多い飲食店などが営業を自粛したことにより，消費者が飲食店などでの会食ができなくなったことによると考えられます。また，ノロウイルス食中毒の感染源がヒトであることから，新型コロナウイルス感染症予防として実施されてきた手指の洗浄と消毒の励行により同様な感染経路であるノロウイルス食中毒が著しく減少したと考えられます。

## 1.3.2　微生物による食中毒の移り変わり

　図1.3 に微生物による食中毒（患者数2人以上）の発生状況を示します。微生物による食中毒は，近年，新しく発見された病原微生物（カンピロバクター，腸管出血性大腸菌，ノロウイルス，クドアなど）の出現により様相が大きく様変わりしてきました。増加傾向にあるノロウイルス食中毒は，事件数，患者数とも最も多い食中毒となっています。カンピロバクター食中毒においては各種対策が進められていますが，毎年多数の発生があり，減少傾向が認められていません。一

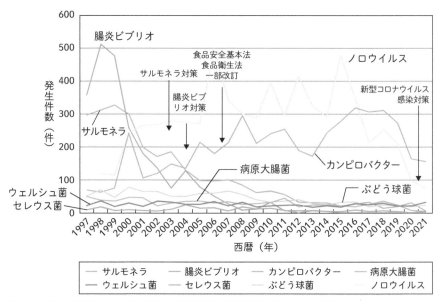

**図1.3** 主な微生物による食中毒の発生件数（患者数２人以上の事例）

〔厚生労働省資料より〕

方，適切な衛生管理の推進により驚くほど減少した食中毒は腸炎ビブリオとサルモネラ食中毒です。黄色ブドウ球菌食中毒は毎年50件前後の発生がみられます。病原大腸菌食中毒は30件前後で，このうち腸管出血性大腸菌食中毒は10〜20件程度ですが，死亡率が高く，最も重要な食中毒です。ウェルシュ菌とセレウス菌食中毒の発生件数は30件以下でそれほど多くみられませんが，加熱しても制御できないので，毎年くり返し発生しています。図には示されていませんが，ボツリヌス菌食中毒は，過去に飯鮓（いずし）などの魚の発酵食品や真空包装の辛子蓮根による事例がありましたが，近年，数人の発生がときどき起こるにとどまっています。

第 2 章

▼

# さまざまな食中毒
## 微生物 編

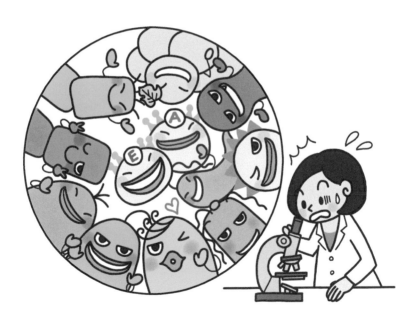

# 2.1 感染型による細菌性食中毒

## 2.1.1 サルモネラ食中毒

### 1. 食中毒が細菌によって起こることを初めて解明！

　1885年（明治18年），米国の細菌学者Daniel
Salmon博士が豚コレラ（豚熱）から新たな細
菌を発見したことにより「サルモネラ（*Salmo-
nella*）」という名前が付けられました。発見当
時，このサルモネラが家畜に病気を起こすと考
えられていましたが，1888年（明治21年）5
月，ドイツ・フランケンハウゼンの町で激しい
下痢で死亡した牛の肉を食べて59人が病気に
なり，1人が死亡する事件がありました。この
事件の原因を究明するため，ドイツの細菌学者
August Gärtner博士は，患者が食べた牛肉と
死亡した人の臓器を検査したところ，サルモネ
ラが検出され，博士はサルモネラが食中毒を起

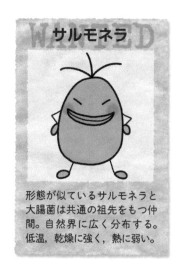

形態が似ているサルモネラと
大腸菌は共通の祖先をもつ仲
間。自然界に広く分布する。
低温，乾燥に強く，熱に弱い。

こすことを初めて証明しました。それまでも食べ物から人が病気になることはわ
かっていましたが，それは腐敗した食品中に含まれる有毒アミン物質（プトマイ
ン説）と考えられていました。しかし，人が食べられないくらいに腐敗しないと
アミンが検出されないことから，多くの人々はプトマイン説に異を唱えていまし
た。博士は，これまで原因が曖昧であった食中毒が食品を汚染した病原細菌によ
って起こることを初めて突き止めたのです。

　その後，ヨーロッパでは，牛の肉やソーセージなどを食べてサルモネラ食中毒
を起こす事例がしばしば報告され，重要な病原菌になりました。

### 2. サルモネラってどんな細菌なの？

　サルモネラは分類学的には腸内細菌科の一属であるサルモネラ属に含まれてい
ます。大きさは0.5×2〜4μmの桿状で，表面には鞭毛があり（**写真2.1**），盛

んに動き回る細菌で，動物の腸管内を棲みかとしています。牛以外に豚や鶏・七面鳥・ウズラあるいは野鳥，ネズミや野生動物，変温動物（冷血動物）などから次々に新しいサルモネラが検出されました。人に食中毒を起こすサルモネラ以外にも，腸チフスやパラチフスといった重篤な病気を起こすサルモネラ（チフス菌（*S.* Typhi）やパラチフスA菌（*S.* Paratyphi A）），家禽の雛に「ひな白痢」と呼ばれる病気を起こすサルモネラ（ひな白痢菌（*S.* Pullorum））も見つかり，現在では2,500以上のサルモネラファミリーが知られるようになりました。

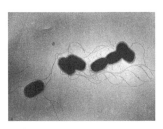

**写真 2.1**
サルモネラ（電子顕微鏡写真）

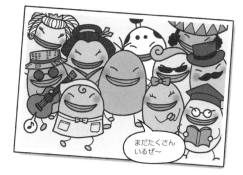

まだたくさんいるぜ〜

## 3. 食中毒を起こすサルモネラはどこに棲んでいるの？

　死亡した牛の肉からサルモネラが検出されたことから，牛や豚，鶏など，人々の食料となる家畜や家禽について欧州や米国で詳細な調査がはじまり，サルモネラはこれらの動物の腸管内に保有されていることがわかってきました。

　これにより，動物の肉骨粉や血液などを原料とする家畜や家禽の飼料はサルモネラに汚染されており，この飼料を食べた家畜や家禽はサルモネラに感染し，家畜の飼料→家畜→家畜の飼料→家畜といったメリーゴーラウンド状態のサイクルとなっています。このような状況下における家畜や家禽は当然サルモネラを保有しているので，屠畜場で解体される過程で，屠体（皮，内臓，頭部を除去された枝肉）をサルモネラが汚染し，市販されている生食肉からも高い率でサルモネラが検出されます。ちなみに，日本で流通している生食肉のサルモネラ汚染率は，鶏肉が20〜50％，豚肉や牛肉は高くて数％になります。

　また，家畜の排泄便にも多量のサルモネラがおり，牧場の環境もサルモネラで汚染されていることから，牧場に侵入したネズミ，野ウサギ，シカなどの野生動物もサルモネラに暴露され，野生動物がサルモネラを保有し，河川などの自然環

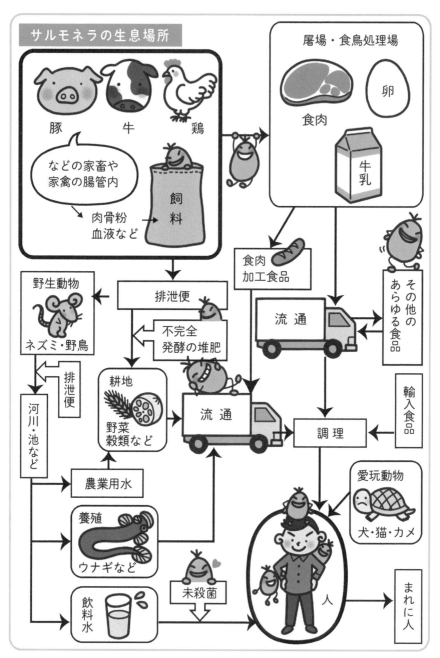

**図 2.1** サルモネラの生息場所

境もサルモネラの汚染を受け，そこに生息するウナギや魚介類にもサルモネラが感染します。そして十分に発酵されない不完全な堆肥の場合，サルモネラが死滅していないので，田畑にもサルモネラが持ち込まれ，野菜や果物へのサルモネラ汚染が心配されます。

　ところが，日本では1989年（平成元年）以降，米国や欧州ではその2，3年前から洗卵・消毒した鶏卵を原因食品とするサルモネラ食中毒が頻発してきたのです。原因となったサルモネラは，Gärtner博士が発見したゲルトネル菌（*S. En-teritidis*；SE，サルモネラ腸炎菌）で，よく調べたところ，このサルモネラは無菌であると考えられていた卵の中身から見つかったのです。どうして卵のなかにサルモネラがいたのでしょうか。

　どうも日本を含め，欧米諸外国で飼育されている採卵鶏の卵巣や輸卵管には，これまでいなかったゲルトネル菌が寄生・侵入し，鶏にストレス（餌の変更，気温の変動，強制換羽など）が加わると，卵が形成される過程で卵内（主に卵白）がゲルトネル菌汚染することがわかってきました。この鶏卵内のサルモネラ汚染

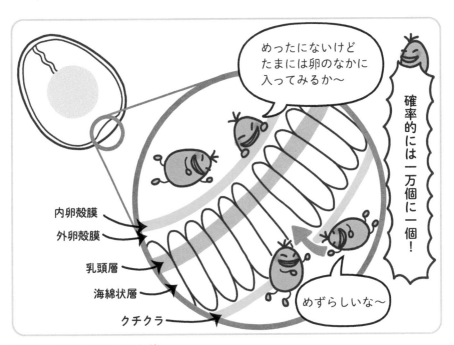

**図2.2** 鶏卵のサルモネラ汚染
卵黄成分の浸出・温度により卵内のサルモネラが増殖します。

の確率は，100万個調べても検出されないことも多いのですが，1万個に1個ぐらいが陽性となっています（**図2.2**）。

## 4. サルモネラ食中毒の症状と発生状況

**潜伏時間**　10～42時間。72時間以上の長いこともまれではありません。

**主な症状**　食べ物とともに口に入ったサルモネラは小腸に到達し，腸管の生理機構を撹乱して分裂をくり返し，増殖したサルモネラが腸管の粘膜細胞に侵入し，腹痛，下痢（水様便や粘血便），発熱，頭痛，嘔気，嘔吐などの胃腸炎症状を引き起こします。症状の特徴である発熱は一般に高く，38℃前後ですが，40℃以上の高熱もみられます。なかにはサルモネラ食中毒で死亡することもあります。たとえば，2011年（平成23年）では3人の死亡が報告されています。乳児や子どもは50個以下の少量菌でも感染するので注意が必要です。

**発生状況**　日本では1936年（昭和11年）に小学校の運動会で配られた大福餅を食べて2,201人が食中毒になり，44人が死亡するという大規模な食中毒が発生しました。原因はGärtner博士が発見したサルモネラ（ゲルトネル菌）でした。和菓子屋で捕獲したネズミからゲルトネル菌が検出されたことから，ネズミの糞便がとりもち粉を汚染したことが推察されました。この事件をきっかけに日本のサルモネラ食中毒ではネズミが原因であるとすることが定着しました。

　戦後は「食品衛生法」が制定され，食中毒を診断した医師からの届出制が整備され，1952年（昭和27年）から食中毒統計も完備されました。当時の細菌性食中毒はサルモネラとブドウ球菌のみで，サルモネラ食中毒の発生件数は40件前後，患者数1,000～2,000人，死者数5人前後でした。以降，徐々に増加傾向を示し，1970～1980年（昭和45～55年）では発生件数70～100件，患者数約3,000人となりました。当時の原因となったサルモネラはネズミチフス菌が中心でした。ところが1989年（平成元年）から発生件数が急激に増加し，1996年（平成8年）には発生件数302件，患者数16,527人となりました。この原因のサルモネラは，これまでのネズミチフス菌からゲルトネル菌に変化し，安全であると信じられていた鶏卵と，その調理・加工食品となってきたのです。前述したように米国，英国，欧州などで飼育されている鶏が保菌するサルモネラが，牛や豚が保有していたゲルトネル菌に変わってきたからです。しかもゲルトネル菌は卵殻よりは鶏卵内（in Egg）から証明され，日本はもちろんのこと，全世界に浸潤し，社会問題にまで発展しました。そして日本でも鶏卵のサルモネラ対策が行政

や養鶏業界で積極的に推進され，サルモネラ食中毒は2005年頃から減少し，現在では発生件数は年間約30〜50件，患者数約1,000人となりました。ただし，ゲルトネル菌が原因であるサルモネラ食中毒も報告されており，少数ではありますが，日本の鶏は持続的にゲルトネル菌を保菌していると推察されます。

　乳幼児や学童などは感染経路がよくわからないため，食中毒とは診断されていませんが，サルモネラに感染する患者が数十万人はいると考えられます。

## 5. 何を食べてサルモネラ食中毒になるの？

　家畜や鶏の食肉がサルモネラで汚染されているため，サルモネラ食中毒の原因食品としては生食肉（ささみ，ユッケ，鶏刺しなど）やレバーなどの内臓肉が最も危険です。十分に食肉を加熱しないことが多いバーベキューや焼肉が原因となることもあります。加熱調理された惣菜，和え物，豆腐なども衛生管理が粗雑なために加熱後に調理器具・器材，手指などからサルモネラ汚染を受け，原因食品となります。

　ゲルトネル菌による食中毒の原因食品は，生卵，マヨネーズ，カツ丼，ティラミスなどのケーキ，加熱不足の卵焼き，スクランブルエッグ，和え物，魚の黄金焼などの鶏卵の調理食品になります。

## 6. 愛玩用カメとの接触によるサルモネラ症

　ミドリガメやその他の爬虫類はサルモネラを保有している確率が高い可能性があることから，特に幼児や子どもが，これらのカメを飼育している水槽の水や，カメを手で触ったりして感染します。症状は，サルモネラ食中毒と同様に下痢や腹痛，発熱などを起こしますが，しばしば髄膜炎や敗血症などの重篤な症状を引き起こすこともあります。日本で販売されているミドリガメの約半数がサルモネラを保有しているとされています。また，飼育しているカメを調査したところ，11匹中3匹は8か月間にわたり，カメの糞からサルモネラが検出され，カメは長期間にわたりサルモネラを保有していることがわかりました。米国では子どものサルモネラ症の22％がペットのカメからの感染であったという報告もあります。日本でもときどきカメから子どもたちがサルモネラに感染した症例がみられます。カメ以外に家庭で飼育されている犬や猫，あるいはトカゲなどの動物もサルモネラを保菌しているので注意が必要です。食用とされるスッポンもやはりサルモネラを高い確率で保有していることから，スッポンの生血やスッポン料理での

サルモネラ食中毒の事例もあります。

## 7. サルモネラ食中毒の予防対策

**農場の衛生管理**　①家畜・家禽の飼料は製造過程でサルモネラ汚染をさせない対策や死滅対策を推進し，サルモネラ陰性の飼料を製造する。②飼育環境の一般的な衛生管理や農場HACCPシステムによる管理により，家畜・家禽からのサルモネラ低減化対策を導入する。③鶏のゲルトネル菌低減化には衛生管理と併せてゲルトネル菌のワクチンによる感染防止対策が有効。

**屠場や食鳥処理場の衛生管理**　①牛や豚の解体時には直腸と食道を結紮し，糞便で屠体を汚染させない。②解体時に使用する刀は個体が替わるごとに85℃以上の熱湯で殺菌する。③体表にもサルモネラ汚染があるので，体表を剥離する際に屠体に体表を接触させない。屠体表面の獣毛，乳や糞便などの付着物を除去する。④鶏は解体時に腸管の破損を起こさないようにする。⑤冷却水の次亜塩素酸ナトリウムの濃度を常に200 ppmに保つ。

**飲食店，集団給食施設など**　①生の食肉をとり扱う際には手指や包丁，まな板などへのサルモネラ汚染の危険性が高いので，器具・機材の殺菌，二次汚染の防止対策を徹底する。②生肉はサルモネラ汚染の危険性が高いので，食肉料理は完全に加熱（75℃，1分以上）する。すなわち，肉の中心部が褐色になるまで加熱をする。③焼肉やバーベキューでは生肉をとり扱った箸から野菜などの食材がサルモネラ汚染されるので，生肉用にはトングを使用し，食べる箸とは区別する。

**鶏卵のとり扱い**　①鶏卵は購入時に賞味期限を確認する。②購入後は10℃以下の冷蔵庫にケースごと保管し，生食の場合は賞味期限内に消費する。③卵の割置きはサルモネラが増殖するので料理直前に割卵する。④卵焼きなどは熱が十分に通るように蓋をして加熱（70℃，1分以上）する。⑤卵に使用した容器，調理器具などは次亜塩素酸ナトリウムなどで完全殺菌する。

**消費者**　①流通している食肉（鶏肉や豚肉など）およびそれらの臓器がサルモネラで汚染されている危険性が高いことから，幼児や学童，高齢者は肉（鶏刺しなど）の生食あるいは鶏レバーの生食は避ける。②牛レバーはO157やサルモネラ，カンピロバクター汚染の危険性が高い食品のため，牛レバーの生食提供は食品衛生法により禁止されており，必ず加熱調理をする。③ミドリガメをはじめ，犬や猫などのペットはサルモネラがいることが多いので，触れた場合は石鹸でよく手を洗う。

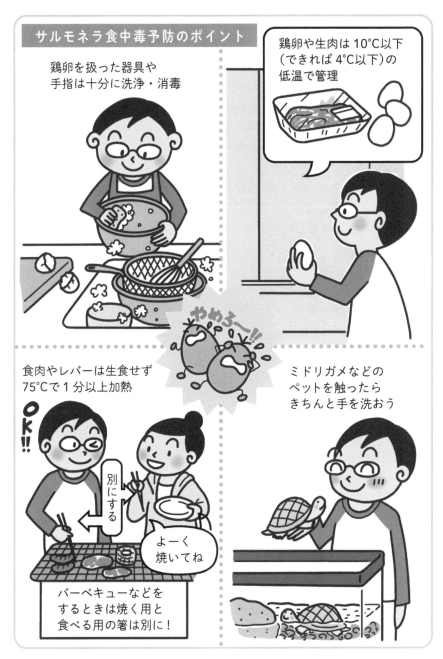

**図2.3** サルモネラ食中毒予防のポイント

## 8. 事例 こうして起きた！ サルモネラ食中毒

### 〜もやしのナムルによるサルモネラ食中毒〜

2011年（平成23年）2月24日，集団給食施設で364人の集団食中毒が発生しました。調査の結果，当日提供された給食の「もやしのナムル」から患者と同一のサルモネラ（ゲルトネル菌）が検出されました。

なぜゲルトネル菌が「もやしのナムル」を汚染したのでしょうか。すると，ある興味深い事実が浮かび上がってきました。

21日，卵を泡立て器で泡立て，使用した泡立て器を洗浄して紫外線消毒器で殺菌しました。23日，この泡立て器を用いてもやしと調味液を撹拌し「もやしのナムル」をつくりました。

つまり推察するに，21日に使用した卵にゲルトネル菌汚染があり，泡立て器がゲルトネル菌に汚染されたと考えられます。構造が複雑な泡立て器は，紫外線殺菌では殺菌できないためサルモネラが生残し，23日，サルモネラが汚染した泡立て器を使用したことで「もやしのナムル」がサルモネラに汚染されたとされます。卵液を1,000倍に希釈した微量の卵液でも10個のサルモネラが一晩で約2,000個にまで増殖します。泡立て器に卵の残渣が少しでも付着していたとすれば，泡立て器でゲルトネル菌が増殖したことも考えられます。

## 2.1.2 腸炎ビブリオ食中毒

### 1. 日本人の研究者が発見した腸炎ビブリオ

1950年（昭和25年），大阪の岸和田などで行商が販売した「しらす干し（カタクチイワシ）」を食べ，272人が劇症の胃腸炎を起こし，うち20人が死亡するという大事件が発生しました。そして，この原因究明にあたった大阪大学の藤野恒三郎博士が死亡した人の臓器や患者の糞便および原因食品の「しらす干し」から，これまでに報告されていない新たな病原菌を見つけました。その5年後，横浜の病院で「キュウリの塩もみ」を食べた120人が劇症の下痢や腹痛などを起こしました。この原因究明にあたった滝川巌博士は食塩を含んだ培地に発育する特殊な細菌を発見しました。調査したところ，「キュウリの塩もみ」は，魚を調理したまな板でキュウリを刻み，塩をまぶして一晩漬け込み，朝食に提供されたも

# こうして起きた！サルモネラ食中毒事件

もやしのナムル編

## わずかに残っていた10個のサルモネラが…一晩で2000個に増殖！

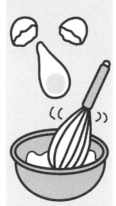

① 2月21日
卵を泡立て器で泡立てる。

② 21日 食器洗浄機で洗浄後
紫外線式殺菌庫に保管

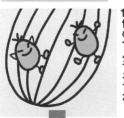

わずかに残っていた10個のサルモネラが

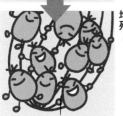

一晩で2000個に増殖！

### 事件発生！

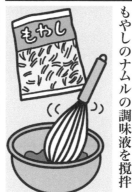

③ 23日
もやしのナムルの調味液を撹拌

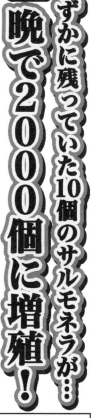

のでした。この横浜での流行状況が5年前に報
告された「しらす干し」の事件と類似すること
から，2つの流行から検出された菌について詳
細に調査したところ，この2つの細菌は同じで
あることがわかりました。この細菌は食塩が3
%のところで発育し，食塩がないと発育しない
ことから「病原性好塩菌」と呼ばれました。当
時，原因不明の食中毒のほとんどが病原性好塩
菌であること，この細菌は海を棲みかとし，海
産魚介類に高い汚染があることが日本の研究者
により解明されました。また，坂崎利一博士ら
によって病原性好塩菌は分類学的研究から正式
に「腸炎ビブリオ（*Vibrio parahaemolyticus*）」

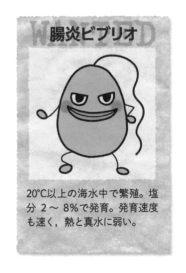

20℃以上の海水中で繁殖。塩
分2〜8%で発育。発育速度
も速く，熱と真水に弱い。

と名付けられました。この病原菌は日本で発見されましたが，腸炎ビブリオ食中
毒は日本独特のものではなく，東南アジアやインドなどの地域では慢性的に流行
をくり返し，米国や欧州などでもまれに腸炎ビブリオ食中毒があることが報告さ
れています。

## 2. 腸炎ビブリオってどんな細菌？

腸炎ビブリオはコレラ菌（*Vibrio cholerae*）と
同様，ビブリオ属に含まれる細菌です。コレラ菌
に類似してバナナ様にやや湾曲した桿菌（大きさ
約0.3×2μm）で，運動器官として1本の鞭毛
をもっています（**写真2.2**）。魚などの体表に付着
する際には菌体のまわりに細い毛（側毛）が形成
されています。腸炎ビブリオの最も重要な特徴
は，海の環境である食塩が3%程度含まれるとこ

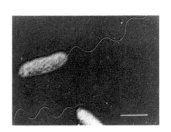

**写真2.2**　腸炎ビブリオ
（電子顕微鏡写真）

ろでよく増殖しますが，食塩がないと発育もせず死滅します。したがって，腸炎
ビブリオはキュウリなど食塩がほとんどない野菜や食肉中では発育しません。

## 3. 増殖速度が速い！　腸炎ビブリオ

細菌は生物の一種ですが，雌雄があって交雑によって子どもが生まれるわけで

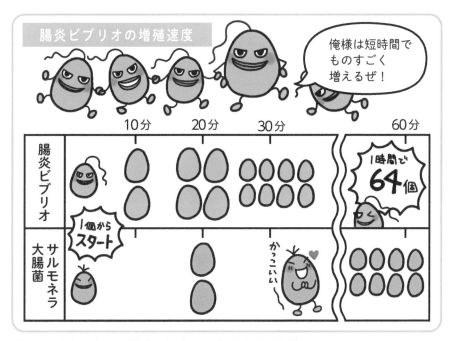

**図2.4** 腸炎ビブリオの増殖速度（37℃の温度条件の場合）

はありません。1個の細菌が真ん中から分かれて2個となり，それぞれの分かれた個体は元の親の遺伝子をもっています。次に2個が分裂して4個になり，4個から8個へと分裂します。増殖する際には細菌の生存している環境，特に温度や栄養，水分などの影響を受けます。サルモネラや大腸菌は37℃の温度条件で，1個が2個に分裂する時間は約20分ですが，腸炎ビブリオはそれよりも早い約10分で倍になります。細菌のなかでも腸炎ビブリオは分裂時間が早い細菌で，魚を室温放置した場合，10個の菌が100分で10,240個にまで増え，食中毒を起こす菌量になります（**図2.4**）。10℃以下であれば腸炎ビブリオは増殖しません。

## 4. 海を棲みかとする腸炎ビブリオ

　海産性の魚介類が腸炎ビブリオ食中毒の原因食品であったことから，発見当初から魚介類や海水などについての調査が実施されてきました。日本近海では，冬期の海水からは腸炎ビブリオは見つからず，海産性の魚介類からも腸炎ビブリオは検出されませんでした。夏期の海水からは腸炎ビブリオが検出され，海産性の

魚介類からは腸炎ビブリオが多数検出されました。腸炎ビブリオは，海水温が20℃以上になると海で増殖し，増殖した腸炎ビブリオはプランクトンにとり込まれ，そのプランクトンを餌とする魚介類の体表や鰓（えら），腸内が腸炎ビブリオで汚染を受けるとされます。よって，一年中海水温の高い熱帯地方の海では，一年中海水や魚から腸炎ビブリオが検出されます。

　そして海を棲みかとするこの腸炎ビブリオが人に感染する経路は**図2.5**に示すとおりです。魚の捕獲後から流通の各段階（魚市場，仲卸，魚加工工場，小売店等）で腸炎ビブリオ汚染が起きます。気温の高い夏期は氷などにより低温で輸送や保管・販売されないと魚のなかの腸炎ビブリオが急速に発育・増殖し，菌が食中毒を起こす1,000〜1万個に増えることになります。

## 5．日本代表?!　腸炎ビブリオ食中毒の症状と発生状況

**潜伏時間**　4〜96時間。

**主な症状**　水様性ないし粘血性の下痢，腹痛，発熱，嘔気などがみられます。特に上腹部の激しい腹痛があること，白血球数が増加することから虫垂炎と誤診されることもあります。

**発生状況**　冬期は魚介類に腸炎ビブリオ汚染がないため発生しませんが，夏期は魚介類の腸炎ビブリオ汚染の発生率が高く，また室温も高いことから，喫食されるまでに腸炎ビブリオが大量に増殖して食中毒が多発します。1990年（平成2年）までは年次により発生件数が少ない年もありましたが，発生件数年間300〜500件，患者数約12,000人，死者数年間3〜9人と，日本を代表する食中毒とされました。ところが2002年（平成14年）頃から腸炎ビブリオ食中毒の発生件数が減少傾向を示し，発生件数139件，患者数2,942人となりました。これまで腸炎ビブリオは，夏期の気温が高いほど発生例が多く，気温の影響が大きい食中毒とされていましたが，その影響をまったく受けませんでした。2012年（平成24年）には発生件数8件，患者数123人，翌2013年はこれまでにない猛暑であったにもかかわらず発生件数3件，患者数60人でした。このように激減した理由については後述します。

## 6．腸炎ビブリオ食中毒の原因食品

　**図2.6**に腸炎ビブリオ食中毒が流行していた頃の原因食品を示します。これをみると，原因食品は生食する刺身，寿司などが圧倒的に多いことがわかります。

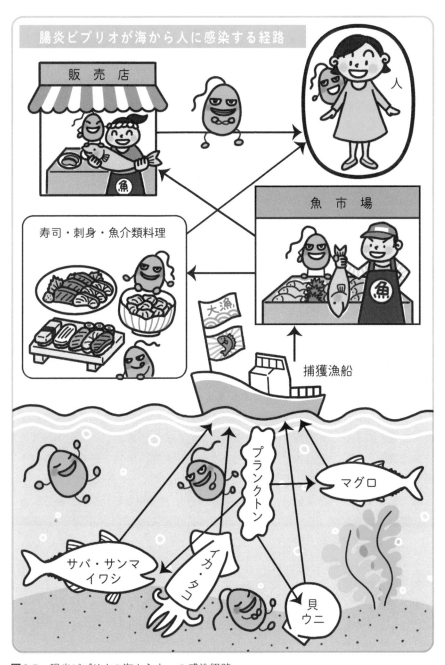

**図2.5** 腸炎ビブリオの海から人への感染経路

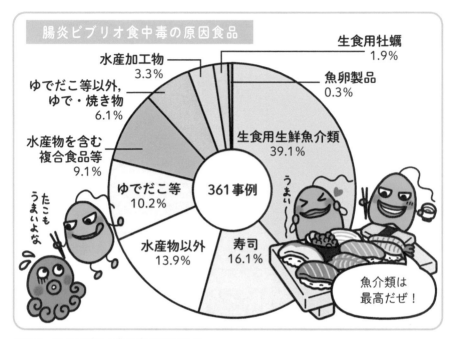

**図2.6** 腸炎ビブリオ食中毒の原因食品

このほか加熱調理した魚介類は加熱温度が60℃程度で，腸炎ビブリオが死滅しなかったことや，加熱食品を生魚が入れられた容器に保管したために腸炎ビブリオが二次汚染したことが考えられた事例がみられます。水産物以外とされるキュウリなどの浅漬けや塩もみについては，まな板や包丁，手指を介して魚介類から腸炎ビブリオが二次汚染したことが推察されます。いまでこそ腸炎ビブリオ食中毒は減少しましたが，原因食品は以前同様，生食用刺身や寿司が多くみられることに変わりはありません。

## 7. 腸炎ビブリオ食中毒の減少の理由と予防対策

なぜ，これほどまでに腸炎ビブリオ食中毒が減少したのでしょうか。腸炎ビブリオの源は海です。では海での腸炎ビブリオ汚染が少なくなってきたということなのでしょうか。それとも海を消毒したというのでしょうか。海を消毒するなんてまず不可能です。そして現在でも海には腸炎ビブリオが以前と変わらず，うようよ棲んでいることもわかっています。

この腸炎ビブリオ食中毒の減少には，実は多くの人々の叡智と努力が隠されているのです。これは専門家の研究からも明らかにされています。

　海や魚から大量に証明される腸炎ビブリオの一部の菌（耐熱性溶血毒素およびこれに類似する毒素を産生する菌）は「病原性腸炎ビブリオ」とされ，劇症な食中毒を起こしますが，海に分布する多くの腸炎ビブリオは「非病原性腸炎ビブリオ」で，人に病気を起こしません。そして病原性腸炎ビブリオは非病原性腸炎ビブリオの1/1,000個ぐらいの少数派で，気温が高くなると刺身などの海産食品中で1,000〜1万個以上に増殖し，人の腸管内で毒素（耐熱性溶血毒など）を産生することにより食中毒症状を起こすことがわかりました。

　そこでこの腸炎ビブリオ食中毒を予防する対策として，魚介類の捕獲から流通・店舗，消費者までを一貫して10℃以下で保管することとし，厚生労働省は2007年（平成19年），下記の厳しい規制を施行しました（**図2.7**）。

①捕獲した魚を保存する海水は腸炎ビブリオ汚染の高い汽水域ではなく，遠く離れた沖合の滅菌海水を使用すること。

②魚市場で使用する水には腸炎ビブリオが含まれていないきれいな水，すなわち飲用に適したもの，あるいは人工海水（海水と同じ成分を含んだ水）や滅菌海水を使用すること。

③水産加工場ではむき身の貝類の洗浄には飲用に適したもの，あるいは人工海水や滅菌海水を使用すること。品温を10℃以下に保ち，腸炎ビブリオを増殖させないこと。腸炎ビブリオ菌数は1ｇ当たり100個以下にすること。

④ボイルするタコやカニなどは中心温度が70℃，1分以上加熱すること。加熱により腸炎ビブリオは死滅することからボイルしたタコなどからは腸炎ビブリオが検出されないこと。

⑤飲食店や消費者は魚介類を10℃以下に保存し，腸炎ビブリオを増殖させないこと。生魚介類は調理後長時間の室温放置により腸炎ビブリオが増殖することから2時間以内に喫食すること。

　上記の対策が食品事業者で理解され，遵守されたことにより，私たちは安全な流通体制のもとで安心して生の魚介類を食することができているのです。このようなシステムは日本独自のとてもすばらしいものです。

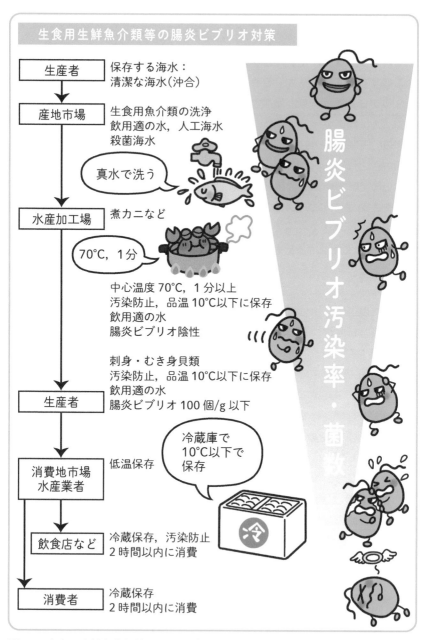

**図2.7** 生食用生鮮魚介類等の腸炎ビブリオ対策〔平成13年6月29日通知厚生労働省資料より〕

## 8. **事例** こうして起きた！ 腸炎ビブリオ食中毒

### 〜イカの塩辛による腸炎ビブリオ食中毒〜

　イカの塩辛は平安時代から庶民に親しまれた伝統食品です。イカの自己消化酵素によりアミノ酸が生成されて旨み成分が醸成され，微生物のはたらきにより乳酸や酢酸などが形成され，珍味の食品となります。しかも食塩濃度が10％以上含まれることにより腐敗が防止され，安全性が高い伝統保存食品とされています。

　ところが2007年（平成19年）9月，宮城県のメーカーが製造したイカの塩辛をスーパーなどで購入して喫食した595人（発生地域：関東地方の12自治体）が腸炎ビブリオ食中毒を起こしました。調査の結果，イカは腸炎ビブリオ汚染の発生率が高い食品であるにもかかわらず，問題の塩辛はおいしさを追求したために食塩濃度が4％と低く，しかも9月の暑い時期に室温で販売されていたのです。食塩濃度3〜4％は腸炎ビブリオが最も増殖しやすい濃度で，なおかつ高温となったことで増殖し，食中毒を起こしたのです。これにより厚生労働省は，食塩濃度の低い塩辛は原材料の真水による洗浄，加工・仕込み，保管や販売は10℃以下とする衛生管理を指導しました。

　現在流通している市販の塩辛は，そのほとんどが食塩濃度4％前後で，伝統的な食塩濃度10％以上の塩辛は特殊な製品となっています。ですから，購入したら塩分濃度を確認し，適切な保管をしましょう。

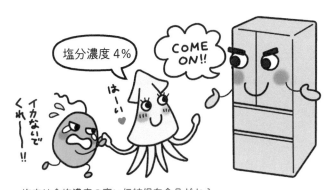

塩辛は食塩濃度の高い伝統保存食品だから
常温でいいだろうという意識は改めましょう。
食塩濃度4％前後のものは10℃以下の冷蔵庫で保存しましょう。

## 食中毒の豆知識　人食いバクテリア（*Vibrio vulnificus*）

　海水や海泥には各種の好塩性のビブリオ属菌が分布しています。*V. furnissii* や *V. mimicus* もまれに食中毒を起こしますが，*V. vulnificus* は感染すると激烈な症状を起こし，突然死亡する恐ろしい細菌です。通常，健常な人は感染しませんが，肝硬変，肝がんなどの肝機能が低下した慢性肝疾患や糖尿病，免疫抑制剤を使用している患者は感染しやすい素因があり，致死率は50〜70％です。牡蠣や魚介類の喫食後7〜24時間の潜伏期間後に突発的に発熱，悪寒，胃腸炎などの症状がみられ，48時間以内に死亡します。ときに釣り針やカニなどの刺傷からの感染もあります。肝機能障害のある人は刺身などの生食を控え，魚釣りや岩場遊びの際には創傷感染に注意が必要です。

---

## 2.1.3　カンピロバクター食中毒

### 1. カンピロバクターは家畜の病原菌？

　牛の流産の原因菌として古くから畜産界では大きな課題であった流産菌（発見当時 *Vibrio fetus* と呼ばれていましたが，現在はカンピロバクター属菌）が知られていました。ところが1957年（昭和32年）に米国の Elizabeth King 博士が下痢症状のある患者の血液からしばしば流産菌に類似する細菌を検出し，*V. fetus* 類似細菌として報告しました。しかし残念ながら当時の技術では下痢便からの *V. fetus* 類似細菌の検出は成功せず，下痢症との関連は明確にされませんでした。

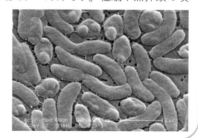

**カンピロバクター**

酸素3〜15％で発育。乾燥や熱に弱い。少しの菌で食中毒を引き起こす。30℃以下では発育できない。

　1972年（昭和47年），ベルギーの Jean-Paul Butzler 博士一派は下痢患者の糞便検査に牛の流産菌の培養法を応用することで多数の *V. fetus* 類似細菌の検出に成功し，本菌が下痢症の新たな病原菌であるこ

とを報告しました。V. fetus類似細菌こそ現在のCampylobacter jejuniであり，5年後にButzler博士一派の研究に注目した英国のSkirrow博士が英国の下痢患者を対象に検査をしたところ，高い確率でカンピロバクターが検出されました。その後，全世界の研究者が下痢患者についてカンピロバクター検査を行ったところ，どこの国においてもサルモネラよりカンピロバクターのほうが多く検出され，下痢症の最も重要な細菌であることが判明しました。当時，日本では，腸炎ビブリオ感染症が猖獗を極めており，カンピロバクターはその次に重要な細菌でしたが，現在は腸炎ビブリオ感染症が減少したため，細菌性下痢症ではカンピロバクターがいちばん多い原因菌となっています。

## 2. カンピロバクターってどんな細菌？

カンピロバクターは少量の酸素（3〜15％）を要求する微好気性細菌で，通常の大気中や酸素のない嫌気的条件では発育しません。また酸素に暴露されると徐々に死滅します。菌体はS字形に曲がった螺旋細菌（幅0.2〜0.8μm，長さ0.5〜5μm）です。鞭毛が両極に1本ずつある奇妙な形の細菌（**写真2.3**）で，鞭毛の波動により螺旋状に動き回るため，その動きを「コルクスクリュー

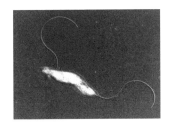

**写真2.3** カンピロバクター（電子顕微鏡写真）

運動」と呼んでいます。発見当時，カンピロバクターは腸炎ビブリオやコレラ菌と同じビブリオ属に分類されていましたが，分類学的・遺伝学的性質の研究によりカンピロバクターはビブリオ属とはまったく異なることからカンピロバクター属（螺旋状の意味）が新設されました。食中毒の原因菌であるC. jejuniは31〜46℃で，牛の流産菌であるC. fetusは20〜39℃で発育します。サルモネラや腸管出血性大腸菌O157と異なり，カンピロバクターは乾燥に極めて弱い細菌です。

## 3. カンピロバクターはどこに生息しているの？

人や動物の腸管内や血液あるいは子宮や歯周ポケットがまさしくカンピロバクター属菌が最も好む微好気的条件を備えたところです。食中毒の原因菌であるカンピロバクターは，牛，羊，山羊，鶏，七面鳥，ウズラなどの家畜・家禽の腸管内に多数棲みつき，牛はカンピロバクター保菌率が30％，鶏は30〜90％と高い確率で棲みついています。サルモネラは卵のなかにもいますが，カンピロバクター

は鶏卵内は汚染していないので，雛はカンピロバクターフリーですが，成長する
とともに飼育環境や鶏どうしからカンピロバクターに感染し，長期間にわたり腸
管内を棲みかとしています。そのほか，カラスやカモメなどの野鳥もカンピロバ
クターを保有することがあります。サルモネラが分布するカメなどの爬虫類や魚
類にはカンピロバクターはいません。

　このように，家畜・家禽は高い確率でカンピロバクターを保菌しており，食用
とする生食肉のカンピロバクター汚染率は牛肉と豚肉が数％，鶏肉が最も高く約
50％です。牛や豚も腸管にカンピロバクターを20％以上が保菌していますが，
屠場で解体された屠体は一晩かけて冷気でもって肉の温度を下げる処理がなされ
ているので，体表を汚染していたカンピロバクターは乾燥により死滅し，汚染率
が1/10に減少します。鶏肉の解体過程では脱羽工程，内臓のとり出し，鶏肉の
カットのどの工程でもカンピロバクター汚染が容易に起きます。最終工程である
冷却水に浸漬して屠体の温度を下げる処理においても200 ppmの次亜塩素酸ナ
トリウムによる消毒が行われているにもかかわらず，冷却水からは高い確率でカ
ンピロバクターが証明されています。またカンピロバクターは大気の暴露で死滅
しやすい細菌ですが，食肉が保存される10℃以下の低温条件では1週間以上生
存します。ただし，凍結された食肉ではカンピロバクターは徐々に死滅します。

## 4. カンピロバクター食中毒の症状と発生状況

　カンピロバクターによる感染菌量は，これまでの人体感染実験から100個程度
の少量菌であると考えられています。また，好気的環境では増殖できず，31℃
以上で増殖することから，カンピロバクターは通常の食品中では増殖できず少量
菌感染を起こす細菌といえます。

**潜伏時間**　1〜3日。長い場合は7日という報告があります。

**主な症状**　下痢，発熱，腹痛，嘔吐などで，乳幼児では下血を伴う下痢が多くみ
られます。サルモネラ症に類似して発熱がありますが，多くは38℃程度です。
このカンピロバクター食中毒で最も注目すべきことは，発症後，四肢の運動性麻
痺を主徴とするギラン・バレー症候群を起こし，長期治療が必要な場合があると
いうことです。ただし，患者のすべてがギラン・バレー症候群を随伴するわけで
はありません。ギラン・バレー症候群は1〜3週間後に四肢の筋力が麻痺を起こ
し，筋力低下がみられ，このほかに舌や嚥下筋の麻痺により食べ物が飲み込めな
くなる症状がみられます。呼吸筋の麻痺が起こる重い症状の場合は死亡すること

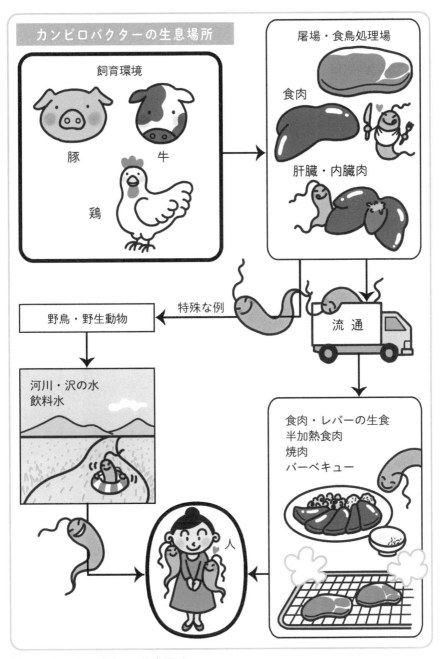

**図 2.8** カンピロバクターの生息場所

もあります。

**発生状況**　日本では1980年初頭から食中毒検査にカンピロバクター検査が導入されたことにより，それまで原因菌不明とされてきた集団食中毒の多くがカンピロバクターであることが判明しました。これにより厚生省（現 厚生労働省）は1983年（昭和58年）からカンピロバクターを食中毒の原因菌とし，その検査の普及と予防対策の推進を行いました。

　1980年代の発生件数は年間約30件，患者数約4,000人でしたが，1996年（平成8年）頃からは発生件数が徐々に増加し，2006年（平成18年）には発生件数208件，患者数3,023人となっています。一事件に占める患者数は少ないですが，小規模な食中毒事例が増えてきました。以前は，カンピロバクター食中毒の原因施設は学校，事業所などの集団給食施設に多く認められましたが，現在ではそれらの施設でのカンピロバクター対策が推進され，著しく減少しました。しかし，その一方で，飲食店での小規模な食中毒が増加してきました。発生事例の8割が飲食店や旅館の食事とされています。

## 5．カンピロバクター食中毒の原因食品

　カンピロバクターは死滅の早い細菌で，凍結にも弱いことから原因食品からカンピロバクターが証明されることは少なくなっています。そのため，原因食品不明の事例が70％以上もあります。ちなみに，原因食品が判明した事例は鶏肉に関連する食品が大半を占め，鶏刺しやササミの生食，鶏レバーあるいは鶏肉料理になります。鶏以外には牛レバーの事例も多くみられました。また未殺菌の飲料水による事例は過去にもしばしば認められており，その特殊な事例として湧き水や沢の水でつくった麦茶が原因食品となったこともあります。

## 6．カンピロバクター食中毒の予防対策

**農場対策**　家畜・家禽が高い確率でカンピロバクターを保菌しており，保菌率を低減化する対策が重要になります。農場内では飼育動物間の交差汚染，飼育環境，ハエやコガネムシ等の昆虫などによる汚染拡大も懸念されますが，現状ではカンピロバクターにターゲットを絞った対策はありません。したがって，農場内の環境の清浄化と消毒などの飼育管理の改善が重要になります。

**屠場や食鳥処理場における衛生管理**　牛や豚などの大動物の解体過程，特に腸管の結紮により腸内容物が漏れ出ない対策，胆汁にもカンピロバクターがいること

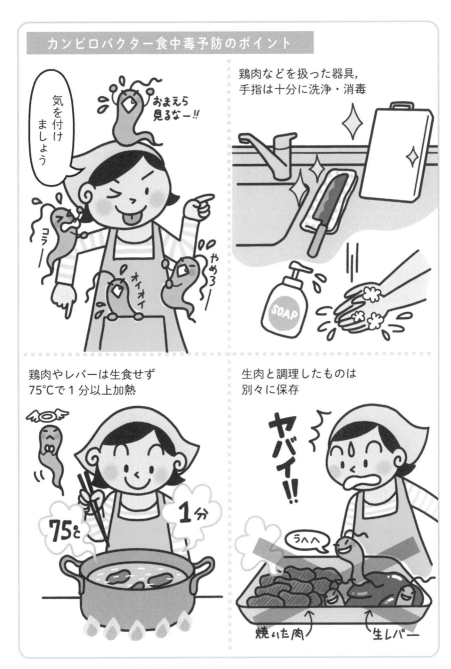

**図2.9** カンピロバクター食中毒予防のポイント

# ノーベル賞につながった発見！
# ピロリ菌とカンピロバクター

　胃に感染するピロリ菌（*Helicobacter pylori*）は胃潰瘍や胃がんの原因菌として脚光を浴び，ピロリ菌を発見したBarry J. Marshall博士とJohn R. Warren博士はこれにより2005年（平成17年），ノーベル医学生理学賞を受賞しました。病理学者Warren博士は，オーストラリアのロイヤルパース病院で胃疾患患者の胃切片について組織学的検索を行っていました。顕微鏡で拡大して組織片を観察すると螺旋菌が認められ，当時脚光を浴びていたカンピロバクター様細菌であることからMarshall博士がカンピロバクターを分離するために微好気培養を行っていました。しかし，何度試みてもカンピロバクターが検出できませんでした。Marshall博士は1982年（昭和57年），イースターのために4日間の休暇をとっていましたが，出勤した際に休暇前から孵卵器で培養しておいたシャーレを観察したところ，カンピロバクター様集落を観察，無菌と思われていた胃に生きた細菌がいたことを発見しました。ついにMarshall博士の努力が開花したのです。そして，彼はこの菌に「*Campylobacter pyloridis*」（現在のピロリ菌）と名付けました。カンピロバクターは2日培養で集落が観察できますが，ピロリ菌は発育が遅く，5日以上の培養が必要です。形態的にはカンピロバクターに類似していますが，遺伝学的には異なることからヘリコバクター属（ヘリコプターの羽根のような螺旋の意味）を新設し，「ヘリコバクター・ピロリ」と命名されました。このカンピロバクター腸炎の研究と検査の普及がピロリ菌の発見に結びつきました。

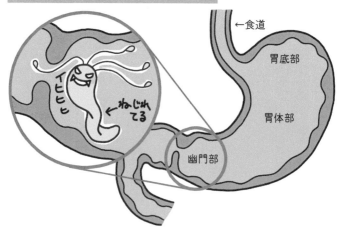

ヘリコバクター・ピロリ（ピロリ菌）

から胆管の結紮も考えなければなりません。現在，大型動物は低温下で一晩換気を行い，乾燥に弱いカンピロバクター死滅には有効な対策とされています。食鳥処理場では，すべての工程で相互汚染を起こす危険性があり，対策が困難ですが，冷却水の次亜塩素酸ナトリウムの有効塩素濃度を常に200 ppmに保ち，完全殺菌あるいは空冷による冷却の導入が必要です。

**集団給食施設**　鶏肉料理は75℃，1分以上の加熱と二次汚染防止対策の推進。鶏肉のカット等は食肉工場に依頼し，施設内では鶏肉をカットしないこと。

**飲食店**　①鶏肉の生食やレバー生食による事例が多いことから，これらの生食の提供を自粛すること。食品安全委員会は鶏肉の生食をやめるよう指導。

②鶏料理の加熱温度は75℃，1分以上を厳守。

③鶏肉からの二次汚染防止，鶏肉の保管・解凍時のドリップによる汚染防止，食肉専用の包丁，布巾，まな板，作業台とし，加熱済みの食品への汚染防止。

④鶏肉などの生食肉を扱う際は使い捨て手袋の使用と手洗いの励行。

## 7. 事例 こうして起きた！ カンピロバクター食中毒

### 〜鶏肉を入れたボールの洗浄・消毒不足〜

　2008年（平成20年）6月23日，学校給食において，喫食者128人中56人が発症しました。検査の結果，患者の糞便から*C. jejuni*が検出され，カンピロバクター食中毒とされました。患者の喫食状況や給食室の衛生管理状況を調査したところ，6月20日の給食献立「チンゲンサイご飯，バンバンジー，野菜スープ，牛乳」のうちの「バンバンジー」が原因食品と考えられました。さらに調査したところ，調理工程において鶏肉を入れたボウルを水で洗浄したのみで，消毒をせずにバンバンジーを和えていました。鶏肉はカンピロバクター汚染の危険性が高い食材であるにもかかわらずボールを使いまわしたことでカンピロバクターがバンバンジーを汚染したと推察されます。

## 2.1.4 腸管出血性大腸菌（O157など）食中毒

### 1. カナダで発見されたベロ毒素を産生する大腸菌

　出産数時間後には新生児の糞便からは大腸菌が証明され，一生にわたり腸管内に誰もが大腸菌を保有しています。下痢（食中毒）を起こす大腸菌は，この常在

大腸菌とは異なり，胃腸炎を起こす特別な病原遺伝子を保有した大腸菌です。1978年（昭和53年），カナダのJack Konowalchuk博士は下痢患者から検出された大腸菌にベロ細胞（サルの腎臓細胞）を破壊する毒素（ベロ毒素）を産生する大腸菌を発見し，ベロ毒素産生性大腸菌と報告しました。その後1982年（昭和57年）に米国の2つの地域において，住民が下血を伴う劇症の下痢症の流行がありました。Lee W. Rileyらが，この原因を調査したところ，いずれも同一チェーン店のビーフバーガーを喫食していること，原料の牛肉と患者からは大腸菌O157：H7が検出されたことにより，この細菌

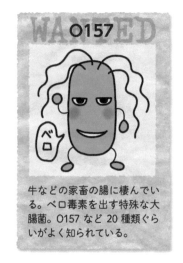

牛などの家畜の腸に棲んでいる。ベロ毒素を出す特殊な大腸菌。O157など20種類ぐらいがよく知られている。

が原因であることがわかりました。そしていずれの患者も出血性の下痢を起こしていることから「腸管出血性大腸菌O157」と名付けられました。そしてこの菌はKonowalchuk博士が報告したベロ毒素を産生する大腸菌でもありました。同年にはカナダの高齢者施設でも同一のO157の流行があり，下痢症の専門家に注目され，米国，カナダ，英国，日本など全世界で下痢患者からO157が検出され，死者も多数認められました。

　このO157の産生するベロ毒素ですが，1898年（明治31年）に志賀潔が発見した志賀赤痢菌が産生する志賀毒素にも類似していることが明らかにされ「志賀毒素産生性大腸菌」とも呼ばれています。しかし日本では，このベロ毒素を産生する大腸菌を厚生労働省が「腸管出血性大腸菌」と呼んでいることから「腸管出血性大腸菌」の名前が広く使用されています。

## 2. 腸管出血性大腸菌O157ってどんな細菌？

　O157は前述のとおり，病原因子であるベロ毒素遺伝子を保有する大腸菌です。O157以外にO26，O111，O145，O103など100あまりの血清型がベロ毒素を産生しますが，O157が最も発生頻度の高い腸管出血性大腸菌になります。大きさは通常の大腸菌と同様2.0〜6.0×1.1〜1.5 $\mu$mで，腸内細菌科に属する細菌になります（**写真2.4**）。一般の大腸菌は44.5℃で発育し，$\beta$-グルクロニダーゼが陽性を示しますが，O157はこれらの反応が陰性を示すという特徴をもつ，

やや変わりものの大腸菌になります。

## 3. O157はどこに棲んでいるの？

　米国で発生したO157の流行がビーフバーガー
であったことから，牛を中心にO157検査がはじ
まりました。米国やカナダ，英国ではいち早く牛
がO157を保有していることが明らかにされ，日
本でも牛の糞便や直腸便からO157が検出されま

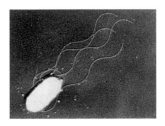

した。1996年（平成8）頃の牛からのO157検出率は約1％でしたが，近年の農
林水産省の飼育場調査では424農場のうち27.9％からO157，4.7％からO26が検
出されました。また調査した牛2,540頭中9.3％がO157陽性で，時代の経過とと
もに陽性率が増加してきていることがわかっています。
　牛以外にも羊や山羊がO157やその他の腸管出血性大腸菌を保有しています。
また豚からもO157が検出された例は報告されていますが，それほど高い保菌率
ではありません。鶏や馬からは現在のところ証明されていません。
　O157は牛が高い確率で保有していることから屠場で牛を解体する過程で，屠
体がO157に汚染して，市販食肉からもO157が検出されています。牛肉以外に
牛レバーの内部からもO157が証明されています。牛糞便を堆肥化する際に，発
酵が不完全であると，堆肥中のO157が生残し，この堆肥が野菜などの栽培に利
用されると，野菜がO157で汚染される危険性も指摘されています。

## 4. 腸管出血性大腸菌食中毒の症状と発生状況

**潜伏時間**　おおむね2〜3日で，遅くて8日という場合があります。
**主な症状**　激しい腹痛，水様性下痢。小児や学童では血便を伴うことが多くなっ
ています。胃腸炎症状が主体とされていますが，感染後に溶血性尿毒症症候群
（HUS）を起こす患者が3.3％おり，特に低年齢層の割合が高く，HUSは6.9％の
発症率で脳症などの合併症を起こし，死亡率が高くなっています。O157は100
個以下の少量菌で感染することから，保育所などでは患者から他の人に感染する
こともしばしばみられます。
**発生状況**　日本では1984年（昭和59年）頃からO157による食中毒の集団発生
や散発患者が報告され，O157は注目されてきました。1996年（平成8年）には
世界にも例をみない全国的な大流行となり，事例（46ページ参照）の食中毒の

発生が認められ，大きな社会問題となりました。それ以降，腸管出血性大腸菌の予防対策が整備され，毎年10〜20事例の食中毒が報告されてきました。主体血清型はO157ですが，一部にO111やO26による食中毒例もみられるようになってきました。発生時期は5〜9月に多発していますが，冬期にも認められています。

　腸管出血性大腸菌感染症は適切な治療を施さないと死亡することから「感染症の予防及び感染症の患者に対する医療に関する法律」（以下，感染症法）（1999年（平成11年）施行）により診断した医師からの届出が義務化されています。この法律により届出された腸管出血性大腸菌感染症は年間3,000〜4,000人で，食中毒以外に保育所や高齢者施設では人の手指やおむつ，手すりなどの媒介による集団事例がしばしば認められ，家庭でも人から人への交差感染が多数あると推察されています。

## 5. O157の原因食品：焼肉に要注意！

　牛がO157を高い確率で保有しているため，牛肉の生食（ユッケや刺身）および牛レバーの生食による事例が多くみられるようになり，焼肉においても高い頻度で発生しています。加熱が不十分な角切りステーキ，ハンバーグ，ロースステーキなどの原因食品は原料由来の汚染と考えられます。このほか，サラダ，サンチェ，野菜の浅漬け，香味和え，メロン，団子，イクラの醤油漬けなどが原因となった事例もあります。また，製造従事者の手指や食肉類からの交差汚染が推察されます。

　乳幼児や子どもにおいては，牧場や動物ふれあい教室などの動物との接触や飼育環境からO157に感染する例が報告されています。

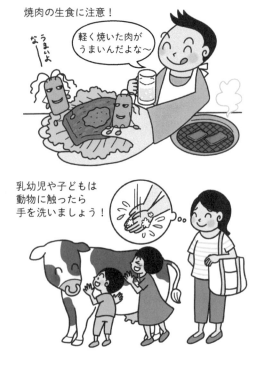

焼肉の生食に注意！

軽く焼いた肉がうまいんだよな〜

うまいよ

乳幼児や子どもは動物に触ったら手を洗いましょう！

## 6. 腸管出血性大腸菌食中毒の予防対策

**農場の衛生管理**　牛がO157など腸管出血性大腸菌を高い確率で保菌し，飼育環境汚染の危険性も高いことから，家畜から腸管出血性大腸菌をゼロにすることは不可能です。牛が腸管出血性大腸菌に感染するリスクを低減化させる対策として飼育環境の清掃，消毒，ハエなどバイオセキュリティー対策などにより家畜の腸管出血性大腸菌保菌率の低減化を図っています。

**屠場での解体過程の衛生管理**　屠体の洗浄，直腸と結腸の結紮，腸管の破損防止，屠体表面の体毛，糞便などの除去，刀の殺菌などのHACCPによる対策が推進されています。

**飲食店や集団給食施設等での衛生管理**　①HACCPの考え方を導入し，食品の加熱は75℃，1分以上を徹底すること。

②保存温度管理，洗浄・消毒など二次汚染防止のための一般衛生管理の推進。

**生食牛肉（ユッケなど）の法規制**　生食用牛肉，ユッケなどによる腸管出血性大腸菌O157やサルモネラ，カンピロバクターによる食中毒が多発していることから，厚生労働省は以前からこれらの生食に関して厳しく注意喚起してきました。しかし，大規模食中毒がくり返し発生していることから，2011年（平成23年）10月，生食用牛肉について「食品衛生法」に基づく規格基準と表示基準を定めました。生食用として可能な牛肉は，表面から深さ1cm以上の部分までを60℃，2分間以上加熱殺菌し，喫食部分は腸内細菌科菌群が陰性でなければならないほか，施設の規格基準や表示も定めました。

**牛レバーの生食規則**　牛レバー（肝臓）内にも腸管出血性大腸菌O157がいる場合があり，現状では殺菌，消毒する技術がないことから2012年（平成24年）から「食品衛生法」に基づき生食を禁止しました。牛レバーの販売者は中心温度が63℃，30分以上加熱しなければならず，一般消費者に牛レバー（生）を販売する場合は「加熱しなければならない情報」を提供しなければなりません。

## 7. 　事例　こうして起きた！　O157食中毒

### 〜焼肉チェーン店で発生した腸管出血性大腸菌O111とO157食中毒〜

　2011年（平成23年）4月19日，北陸地方と神奈川県に20店舗を展開する焼肉チェーン店のうち6店舗を利用した181人が発症，主な症状は腹痛と下痢，血便が44人，HUSを併発した患者が32人，昏睡などの神経症状が19人にみられ，

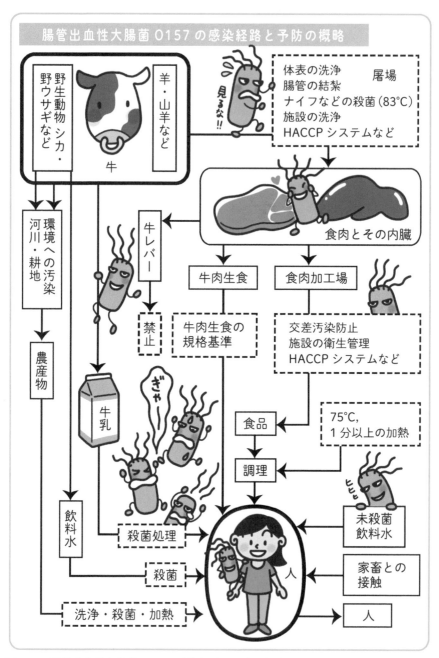

**図2.10** 腸管出血性大腸菌O157の感染経路と予防の概略

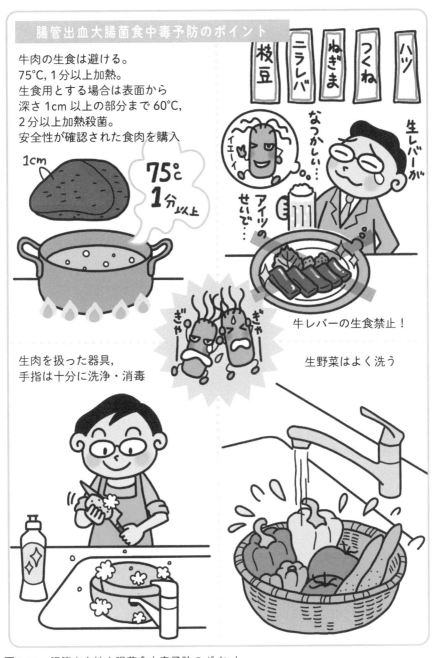

**図2.11** 腸管出血性大腸菌食中毒予防のポイント

5人が死亡しました。検査の結果，患者37人から腸管出血性大腸菌O111が，30人からO157が検出されました。患者から検出されたこのO111およびO157は遺伝子学的にそれぞれ同一型で，共通食品からの感染が疑われました。原因食品の究明を行ったところ，ユッケや焼肉用ハラミなどは同一の卸売業者から納入されていました。患者などの喫食調査の結果，ユッケ，焼肉カルビ，焼きレバー，キムチなどが提供されていましたが，統計学的手法からユッケが最も疑われました。また，店舗に保存されていたユッケの未開封の原料肉からは腸管出血性大腸菌O111が検出されました。これらのことから，ユッケを原因食品とする腸管出血性大腸菌O157とO111の混合感染と考えられました。

　本食中毒は生食用牛肉（ユッケ）を原因食品とする大規模なものであり，これまでにも生牛肉による腸管出血性大腸菌O157食中毒が多発していることから，厚生労働省は新たに生食用牛肉に対して厳しい規格基準を設定しました。

## 〜世界を震撼させた腸管出血性大腸菌O104食中毒〜

　2011年5〜6月にかけてドイツの北西部に旅行した欧州13か国および米国とカナダからの3,910人が腸管出血性大腸菌O104に感染，うちHUS患者が782人，46人が死亡しました。従来の腸管出血性大腸菌感染症よりもHUSによる発生頻度や死亡率が極めて高いという特徴がみられました。分離菌株はベロ毒素を産生する遺伝子のほかに腸管に接着・凝集する病原遺伝子を保有する新しい大腸菌でした。しかも各種の抗生物資に高度の耐性を示しました。原因食品はドイツで栽培された「フェヌグリーク」と呼ばれるスプラウトが共通食品でした。フランスにおける小規模な流行も同じスプラウトが原因食品と考えられました。フェヌグリークの種はエジプトから輸入されたもので，原因食品のフェヌグリークや種からは原因菌のO104は証明されませんでした。流行の初期にはスペイン産のキュウリが疑われ，欧州全体が大騒動となりました。この流行以外にも同年8月にトルコへの旅行者5人が同一のO104に感染したのですが，感染ルートはよくわかりませんでした。その後，現在までのところO104による発生はみられず，謎に包まれた流行となりました。このように恐ろしく強毒な大腸菌が再来して人々を苦しめないことを願うばかりです。

## ハエがO157を運ぶ

**食中毒の豆知識**

　イエバエなどは人の居住環境に生息するため，赤痢菌やポリオウイルスなど病原微生物を伝播することから，古くから「衛生害虫」と呼ばれています。また，牛農場や養鶏場に生息するハエもサルモネラ，カンピロバクター，鳥インフルエンザウイルスなどを媒介し，牛や鶏の病原菌伝播にかかわっています。1996年（平成8年）には佐賀県において農場から飛来したハエによる腸管出血性大腸菌O157の流行が確認され，国立感染症研究所の安居院宣昭博士らにより全国規模でO157保有ハエの全国調査が実施されました。牛舎，豚舎，養鶏場，屠畜場などからハエを採取し，検査した結果，ハエの腸管出血性大腸菌保有率は0.5％，牛舎140地点のうち7.9％の地点と高い確率で腸管出血性大腸菌が検出され，ハエが腸管出血性大腸菌を運搬することが証明されました。さらにO157をハエに摂食感染させたところ，消化管や嗉嚢（そのう）からO157が証明され，驚くことにO157は口唇の微細空間などでも増殖することが認められました。ハエはO157の機械的伝播のみならずO157を増殖させる昆虫でもあることが明らかにされました。

　蛇足ですが，カモなど野鳥のボツリヌス症ではハエの幼虫（蛆（うじ））がボツリヌス菌や毒素を蓄積し，幼虫が野鳥のボツリヌス症の伝播にかかわっています。

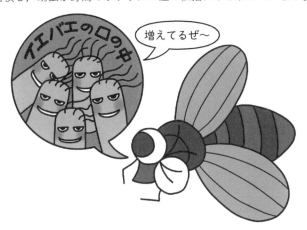

## 2.1.5　その他の病原大腸菌食中毒

　下痢を起こす大腸菌には，前述の腸管出血性大腸菌を含めて現況では5種類あり，これらを「病原大腸菌（下痢原性大腸菌）」と総称しています。初期の頃（1945年（昭和20年））は乳幼児や子どもの下痢症の原因菌として大腸菌が注目

され，常在大腸菌とは異なり，特定の血清型が
下痢の原因菌になることがわかり「病原大腸
菌」と呼ばれていました。その後，大腸菌の病
原性やその遺伝子解析が進み，病原大腸菌のな
かに赤痢菌の遺伝子をもつものがあることが明
らかになり，それを「腸管侵入性大腸菌」とし
ました。また，コレラ菌の遺伝子に類似する病
原遺伝子を保有し，コレラのエンテロトキシン
類似の毒素を産生する大腸菌を「腸管毒素原性
大腸菌」，腸管に接着する遺伝子をもつ大腸菌
を「腸管凝集接着性大腸菌」，そして前述のベ
ロ毒素遺伝子をもつ「腸管出血性大腸菌（ベロ
毒素産生性大腸菌）」，病原遺伝子は解明されて

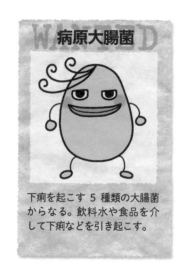

下痢を起こす5種類の大腸菌
からなる。飲料水や食品を介
して下痢などを引き起こす。

いませんが疫学的解析から特定の血清型の大腸菌下痢を起こすことがわかってい
る大腸菌を「腸管病原性大腸菌」としています（**表2.1**）。

**潜伏時間**　6〜48時間。

**主な症状**　水様性下痢，腹痛，嘔気，嘔吐。発熱は高くて38℃台です。腸管組
織侵入性大腸菌になる下痢は粘血便が認められます。

**感染経路**　病原大腸菌は乳幼児では人から人への交差感染を起こしますが，多く
は飲料水や食品媒介により感染することから食中毒の原因菌とされています。腸
管出血性大腸菌の感染源は牛などの家畜であることが明確にされていますが，そ

れ以外の病原大腸菌は家畜や
家禽に分布するよりもむしろ
人が保有していると考えられ
ています。

　病原大腸菌による患者や健
康保菌者の屎尿が河川水など
の環境を汚染し，魚介類やそ
の他の食品を原因食品として
食中毒を起こします。また飲
料水による水系感染症がしば
しば認められ，特にインド，

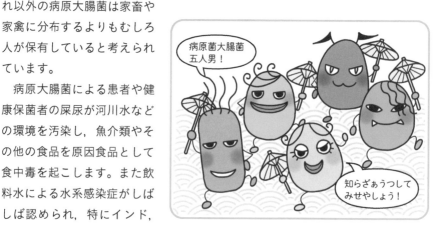

**表2.1** 病原大腸菌（下痢原性大腸菌）の分類

| | ETEC | EHEC | EIEC | EAggEC/EAEC | EPEC |
|---|---|---|---|---|---|
| 好発年齢 | 全年齢 | 全年齢 | 全年齢 | 乳幼児 | 全年齢 |
| 感染部位 | 小腸 | 大腸 | 大腸 | 小腸・大腸 | 小腸 |
| 潜伏期 | 1〜3日 | 1〜7日 | 1〜5日 | 1〜5日 | 1〜3日 |
| 症状 | 水溶性下痢　腹痛 | 激しい下痢　下血，腹痛　HUS | 下痢（粘血便）腹痛 | 持続性下痢　腹痛 | 下痢，腹痛　発熱，嘔吐 |
| 病原機序 | エンテロトキシン | ベロ毒素 | 侵入性 | 粘膜に凝集接着 | 接着 |
| 主な血清型 | O6, O27 O128, O148 | O157, O26 O111, O145 | O29, O115 O143, O164 | O126, O55 O44 | O26, O5 O111, O125 |

ETEC（Enterotoxigenic *Escherichia coli*）：腸管毒素原性大腸菌
EHEC（Enterohemorrhagic *Escherichia coli*）：腸管出血性大腸菌（ベロ毒素産生性大腸菌）
EIEC（Enteroinvasive *Escherichia coli*）：腸管侵入性大腸菌
EAEC（Enteroaggregative *Escherichia coli*）：腸管凝集接着性大腸菌
EPEC（Enteropathogenic *Escherichia coli*）：腸管病原性大腸菌

　東南アジア，メキシコなどの開発途上国への旅行時に飲料水から病原大腸菌の一種である腸管毒素原性大腸菌に感染することが多くみられます。

**予防対策**　①人の屎尿が主な感染源であることから，下水と上水の完備，飲料水は必ず殺菌すること。②手指からの食品汚染の危険性もあるので手指の洗浄・消毒をきちんと行うこと。

## 2.1.6　ウェルシュ菌食中毒

### 1. ウェルシュ菌は腸管内の常在細菌？

　1950年（昭和25年）頃までは欧州において食中毒の細菌検査からウェルシュ菌が検出されていましたが，ウェルシュ菌は人や動物の腸管常在細菌であり，あらゆる地域の土壌中に広く分布する雑菌的な細菌であったことから，多くの細菌学者は食中毒の原因菌としては否定的でした。1957年（昭和32年），英国の食中毒学者Beatty Hobbs博士は英国で発生したウェルシュ菌食中毒を対象に，常在ウェルシュ菌と食中毒を起こしたウェルシュ菌の相違点について当時の細菌学的技術を駆使して詳細に検討したところ，食中毒原性のウェルシュ菌は特定の血

清型に限局すること，芽胞の耐熱性が極めて高く，100℃，1時間以上の加熱でも死滅しない耐熱性芽胞形成菌であることを明らかにしました。その後，英国や欧州，米国，また日本においてHobbs博士のカテゴリーに該当するウェルシュ菌食中毒の事例が次々に報告されました。現在ではウェルシュ菌による食中毒の病原因子であるエンテロトキシンが明らかにされ，またエンテロトキシンの遺伝子も解明されています。さらに，著者らは従来のエンテロトキシンと異なるイオタ毒素様エンテロトキシンを発見しました。食中毒を起こすウェルシュ菌は常在ウェルシュ菌とは異なりこれらのエンテロトキシンを産生する菌です。

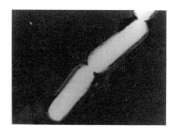

ウェルシュ菌

酸素が大嫌い。芽胞を形成し，熱に強い。家畜や家禽，野生動物の腸管内，土壌に棲む。食中毒には 10 万個の大量の菌量が必要。軽症の食中毒。

## 2. ウェルシュ菌ってどんな細菌？

ウェルシュ菌は酸素がない嫌気的条件下で増殖する大きな桿状の細菌（大きさ3〜9×0.9〜1.3μm）で，酸素がある大気中では発育できずに死滅していく偏性嫌気性菌です（**写真2.5**）。そして本菌のもうひとつの特徴は，発育環境が悪化すると桿状の菌体中に特殊な芽胞と呼ばれる構造物が形成されて，この芽胞の中心部に遺伝子が包まれます。この芽胞は熱や紫外

**写真2.5**　ウェルシュ菌
（電子顕微鏡写真）

線，消毒剤に高い抵抗性を示し，環境中で長い年月生存します。健常者の腸管内に常在するウェルシュ菌芽胞の熱抵抗性は弱く，100℃，10分以下の加熱で死滅します。しかし，食中毒を起こすウェルシュ菌は100℃，1〜4時間の加熱でも死滅しない高い耐熱性をもつものが多いのが特徴です。

食中毒起病性ウェルシュ菌は耐熱性芽胞を形成し，胃腸炎の発症に関与するエンテロトキシンを産生します。このエンテロトキシンは，大量に増殖したウェルシュ菌を喫食し，腸管内でウェルシュ菌がさらに増殖して芽胞型になる過程で産生され，腸管粘膜に障害を与え，下痢などの症状を起こします（**図2.12**）。

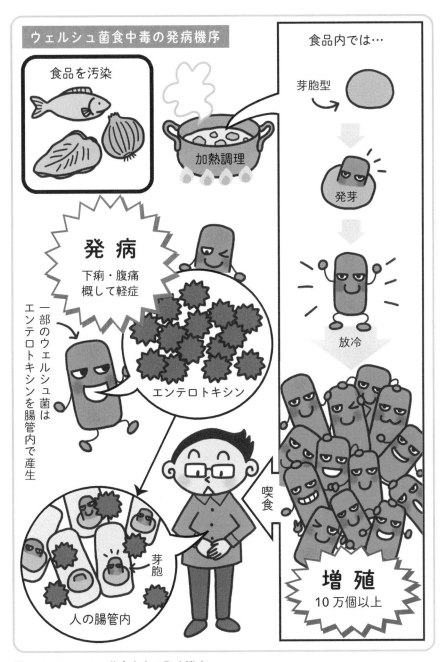

**図2.12** ウェルシュ菌食中毒の発病機序

## 3. ウェルシュ菌食中毒の症状と発生状況

サルモネラなどと比べ，発症菌量は10万個以上と大量の菌が必要になります。
**潜伏時間**　8〜20時間。平均12時間と概して短いです。
**主な症状**　下痢と腹痛。嘔気，嘔吐，発熱の発生頻度は低く，食中毒のなかでも
軽症のグループです。

**発生状況**　嫌気性細菌なので，一般に大量調理した食品に嫌気的条件が備わる集
団給食施設での発生が多くみられます。したがって，発生件数は多くありません
が，一事例に占める患者数が多く，大規模な食中毒になります。1993年（平成
5年）頃までは年間約20事例でしたが，その後，やや増加し，年間30〜40事例
と増加傾向にあります。

## 4. ウェルシュ菌食中毒の原因食品と発生の仕方

ウェルシュ菌は耕地，河川，海などの自然界の土壌中に芽胞の形態で広く分布
する細菌です。また，家畜や家禽，野生動物などの腸管内にも保有されていま
す。したがって，食肉や野菜，香辛料などの食品にもウェルシュ菌汚染がみられ
ます。これらに分布するウェルシュ菌のほとんどが常在ウェルシュ菌で，食中毒
を起こすエンテロトキシンを産生するウェルシュ菌はごく一部です。これまでの
調査では，エンテロトキシン産生ウェルシュ菌は牛肉，豚肉，鶏肉，魚類あるい
は海泥から検出されており，特に鶏肉の汚染が多くみられます。

原因食品は，食肉は魚を含んだカレーライス，牛すき，チャーシュー，豚肉団
子，鶏そぼろ煮つけ，鶏肉と野菜のクリーム煮，鯵の南蛮漬け，むき海老の甘
煮，グラタンなどの加熱調理食品です。しかもこれらの加熱調理食品は加熱され
ていることに安心して，室温に6時間以上，多くは前日調理され，室温に一晩放
置されるという特徴がみられます。

ウェルシュ菌食中毒の原因食品の特徴は，①エンテロトキシン産生ウェルシュ
菌汚染が高い鶏肉，豚肉，牛肉，魚肉を含んだ食品であること，②通常の加熱で
は死滅しない耐熱性芽胞であり，加熱により芽胞の発芽が促進されること，③加
熱調理により食品内が嫌気的条件となること，また肉類には還元物質を多く含む
ことにより，より嫌気的になること，④加熱調理後に長期間（一夜）放置されて
いる間に食品の温度が50℃になると菌が増殖を開始し，45℃で最も旺盛に増殖
することが挙げられます。

したがって，食肉，魚，野菜などの生食が原因食品となることはありません。

## 5. ウェルシュ菌食中毒の予防対策

ウェルシュ菌芽胞は100℃，1〜4時間の加熱でも死滅しないことから，通常の加熱によるウェルシュ菌の死滅は困難です。そこで次のような方法で予防を行います（**図2.13**）。

①ウェルシュ菌が増殖を起こしやすい食肉や魚介類を含んだ惣菜，カレーなどの嫌気的条件の備わった加熱調理食品を室温放冷する際に菌が増殖をするので，食品の温度を2時間以内に20℃以下に急冷すること。

②大量調理した食品を小分けにして大気に暴露させ，好気的条件を与えることでウェルシュ菌の増殖を抑制すること。

③加熱食品中のウェルシュ菌の発育はpHなどの影響により芽胞形成をしていないことが多いことから，喫食時に15分以上煮沸して増殖型（栄養型）ウェルシュ菌を死滅させること。

④野菜などに付着した土などは流水で十分洗浄すること。

⑤魚は流水で十分洗浄すること。

## 6. 事例 こうして起きた！ ウェルシュ菌食中毒

### 〜仕出し弁当のコルマカレーによるウェルシュ菌食中毒〜

2013年（平成25年）6月30日，飲食店が調製した仕出し弁当により喫食者305人のうち201人が発病しました。主な症状は下痢，腹痛，脱力感で，発生状況が一峰性を示したので，単一暴露であると推定されました。糞便からはエンテロトキシン産性のウェルシュ菌（血清型TW9）が92％検出され，ウェルシュ菌食中毒と決定されました。

原因食品の調査の結果，2種類の仕出し弁当のうち，患者はナシゴレン弁当を喫食していたこと，この弁当のなかのコルマカレー*のみを喫食して発症したことからコルマカレーが原因食品と推定されました。

このコルマカレーは，前日，カレーペーストと冷凍鶏肉，タマネギなどを約1時間煮込んでありました。事業者は加熱したことで食中毒菌は完全に死滅したと思い込み，放冷せず盛りつけを行い，喫食までの約10時間，30℃の室温に放

---

＊ ダヒ（インド風ヨーグルト），ナッツまたは種のピューレに，生クリームやココナッツでコクと深みを加えたクリーミーなカレー。

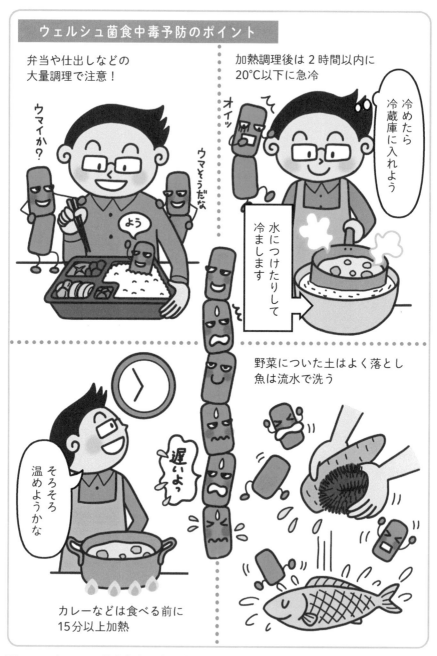

**図2.13**　ウェルシュ菌食中毒予防のポイント

## 豆知識 不思議な芽胞

食中毒の

　細菌の増殖には雌雄を必要とせず，菌体が1個から2個に分かれ，次いで4個，8個と増殖をくり返し，それぞれ分裂した菌体内には親の遺伝子がしっかりと保持されています。ところが一部の細菌は，発育環境が悪くなると分裂を中止し，菌体内に特殊な構造物の芽胞を形成します。この芽胞は乾燥や加熱，紫外線，消毒剤などに強い抵抗性があります。芽胞のなかに遺伝子を封じ込め，発育に必要な栄養素や水分などの環境が満たされてくると芽胞が芽を出し（発芽），桿状の菌となって二分裂で増殖をします。

　このような能力をもっているのは，ウェルシュ菌，ボツリヌス菌，破傷風菌などの酸素を嫌う偏性嫌気性菌（クロストリジウム属菌）です。また，セレウス菌，枯草菌，炭疽菌などのバチルス属と呼ばれる好気性菌も芽胞を形成します。いずれも土壌中に芽胞の形で永遠に生きています。ウェルシュ菌などの偏性嫌気性菌は酸素に暴露すると死滅する哀れな細菌なのですが，宇宙の神は「芽胞」という特殊構造に変態する力を与えてくれたのでしょう。

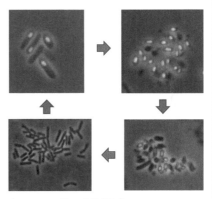

ウェルシュ菌の芽胞形成

置しました。この間に原因となったウェルシュ菌が大量増殖したことが推察されます。

## 2.1.7　三類感染症と食中毒

　過去の「伝染病予防法」では病原性が高く，重篤な症状を引き起こし，死亡率が高く，さらには伝播が高く，パンデミックを起こす12種類の病原微生物を法定伝染病に指定し，患者の隔離や消毒など伝染病予防対策の徹底を図っていました。そして，予防対策の一環として上下水道などの生活環境が改善され，12種類の伝染病は著しく減少してきましたが，新たに出現した病原微生物の脅威に人々は苦しめられ，1998年（平成10年）に「伝染病予防法」が改定となり，新たな「感染症の予防及び感染症の患者に対する医療に関する法律」（以下，感染

症法）が制定されました。感染症法では経口感染症であるコレラ，赤痢，腸チフス，パラチフス，腸管出血性大腸菌感染症は三類感染症に指定されました。これらの経口感染症は人から人への感染経路もありますが，その多くが食品や飲料水を媒介することから食中毒の立場からの予防対策が重要となります。腸管出血性大腸菌については既述したので，ここでは病原菌保菌者が感染源となるコレラ，赤痢，腸チフス，パラチフスについて述べていきましょう。

## 1. コレラ

**形態と特徴**　コレラ菌（*Vibrio cholerae*）は腸
炎ビブリオと同じビブリオ属に分類される代表
的な病原菌です。グラム陰性のコンマ状細菌
で，1本の鞭毛をもち，形態的には腸炎ビブリ
オに類似しています（**写真2.6**）。アルカリ性の
pHでも旺盛に発育し，また食塩2％程度でも
発育しますが，コレラ菌は腸炎ビブリオと異な
り，食塩がない環境でも発育します。

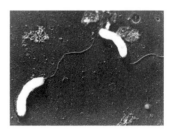

**写真2.6**
コレラ菌（電子顕微鏡写真）

　コレラ菌はO抗原により各種の血清型に分類されますが，コレラの疾患は下痢
症の病原因子であるエンテロトキシンを産生し，O抗原の1型によって起こりま
す（*Vibrio cholerae* O1）。また生物型の違いによりアジア型コレラ菌（古典型コ
レラ菌）とエルトールコレラ菌に分類されていますが，現在，全世界ではエルト
ール変異コレラ菌が流行しています。O1以外のコレラ菌（O2，3，…O206）は
非O1コレラ菌あるいはNAGビブリオ（O1に凝集しないビブリオ）と呼ばれ，
コレラとは区別されています。

　1992年（平成4年）10月，インドにおいてエンテロトキシンを産生する非O1
コレラ菌（血清型O139）による大流行が認められ，WHOは伝染力や病原性が
O1コレラ菌とは区別できないことからベンガル型コレラ菌として報告されてい
ます。

**潜伏時間**　3時間～5日。

**主な症状**　下痢のほか，嘔吐，腹痛，発熱などの症状もみられます。重症の場合
は一日に数十リットルの激しい下痢（米のとぎ汁様）がみられ，まれに著しい脱
水症状により死亡することがあります。

**発生状況**　コレラは2007年（平成19年）に感染症法改正により，入院勧告の対

# コレラによるパンデミック
# （世界的大流行）と日本

　2019年（令和元年）12月に中国で確認された新型コロナウイルスによる感染症は，その後，全世界に蔓延し，パンデミックとなりました。過去においても天然痘，インフルエンザ，ペストなどさまざまな病原体によるパンデミックが人類を襲い，膨大な被害をもたらしました。食水系感染症であるコレラのパンデミックは全世界に恐怖を与え，日本国内でも膨大な被害を被りました。

　コレラの流行の最も古い記録は紀元前300年頃で，インドのガンジス川流域に土着した風土病でした。1817年（文化14年）にインドから周辺の国に蔓延し，東は広東に，西はアラビア半島などに拡大し，第1回目のパンデミックとなりました。日本も清国から海路によりコレラが長崎に渡り西日本を襲いましたが，江戸にまでは到達しませんでした。その後，一時終息しましたが，1829年（文政12年）に再燃，インドからロシアやエジプト，東ヨーロッパ諸国に飛び火し，パリでは1万人以上の患者と7,000人の死者が出て，第2回目のパンデミックとなりました。コレラ襲撃は悪魔の仕業と信じられ，人々は怯えおののき，神にすがるしかありませんでした。2回目のパンデミックは日本での被害はありませんでしたが，1852年（嘉永5年）の第3回目のパンデミックでは米艦ミシシッピー号が清国から長崎に持ち込み，江戸まで飛び火しました。江戸での死者が数か月で10万～26万人となり，コロリ（虎狼狸）と呼ばれ，人々は恐怖に怯えていました。当時ロンドンを襲ったパンデミックを観察した麻酔医 John Snow（疫学の父と呼ばれる）は独自な疫学調査から排泄物に汚染された水を飲用した地域に患者発生がみられ，コレラと水質

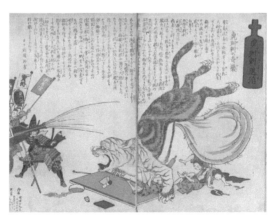

虎列刺退治〔東京都公文書館所蔵〕
1886年（明治19年）の錦絵『虎列刺退治』は日本国民の恐怖心を表現している。コレラは，虎の頭部に狼の胴体，狸の巨大な睾丸をもつ奇怪な動物コロリ（虎狼狸）として描かれた。

との関連を突き止めましたが，当時の社会では受け入れられませんでした。日本は1863年（文久3年）から第4回目のパンデミックとなりました。このときも清国からコレラが持ち込まれ，西南戦争の煽りで，全国に流行が広がり猖獗を極め，全国で16万人以上の患者，死者が10万人を超すまでになりました。1881～1896年（明治14～19年）の第5回目のパンデミックは全国に蔓延，少なくとも30万人以上の患者，死者が16万以上と記録されています。1884年，医師・細菌学者であるRobert Kochがエジプトの流行で初めてコレラ菌（アジア型コレラ菌または古典コレラ菌）を発見し，コレラの原因が究明されました。このコレラ菌の発見により，感染経路が人の糞便によって飲料水や食品に汚染され，人に感染することが明らかとなりました。水系感染が多いことからも明治政府は水道

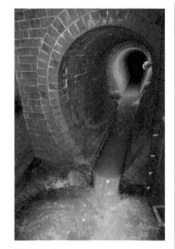

神田下水
1884年に初めて日本人によって設計・敷設された。

事業を奨励し，都市に水道が敷設され，下水道の整備も進められました。これらの伝染病を予防するために1897年（明治30年）に「伝染病予防法」が制定され，感染経路の遮断，船の検疫，消毒，患者の隔離など対策が推進されてきました。それでもコレラのパンデミックは第6回まで続き，19世紀はコレラ時代とも呼ばれ，流言が広まりコレラ一揆などの騒動が止まりませんでした。

　1966年（昭和41年）には新型のコレラ菌（エルトール型コレラ菌）が出現し，第7回目となりましたが，コレラ菌の研究が進展し，1日に18Lにもなる下痢がコレラ菌の毒素による作用であることが明らかにされ，水分の補給（輸液）や抗生物質の投与により，コレラによる死亡は著しく減少していきました。日本国内でのコレラの集団発生は1997年（平成9年）に和歌山県有田市での流行（患者99人），翌年には東京都の池之端で結婚式の引き出物である「ロブスター」を原因とする集団発生（患者数53人）がみられ，その後も小規模の集団例を経験するにとどまり，2000年代では旅行者が現地でコレラ菌に感染する輸入感染が主な発生となり，現在では日本国内での発生と患者は認められていません。

　人類を約2世紀にわたり苦しめてきたコレラのパンデミックも人類の叡智により克服してきました。ただし，ハイチ，ドミニカ共和国，アフリカ諸国などではいまだに流行がくり返されており，WHOは新たに開発した経口ワクチンを活用し，コレラの撲滅活動を開始しました。近い将来，コレラのいない世界が誕生することでしょう。

象である二類感染症から三類感染症となり，必ずしも入院を必要としませんが，患者届出が義務づけられ飲食の調理に従事できません。WHOでは各国におけるコレラ患者の情報を集約し，監視体制をとっています。

　2000〜2005年（平成12〜17年）の日本におけるコレラ発生状況は年間約50人ほどでしたが，最近は20人以下と患者数の減少がみられ，日本国内患者よりも海外旅行時の感染者がそのほとんどを占めています。

**感染経路**　コレラ患者あるいはコレラ菌保菌者の糞便が環境を汚染し，飲料水や魚介類などを介して人に食中毒を起こします。日本にはコレラが常時流行していないことから，日本国内のコレラ患者の多くはコレラ流行地域への海外旅行者が旅行中に感染することが多いとされています。しかし，過去にはコレラ常在地域からの輸入食品（エビ，イカ，マグロなど）により大規模な食中毒を起こしました。またコレラは検疫感染症として国際監視下に位置づけられ，コレラ流行地域からの輸入食品（主にエビ）については検疫所においてコレラ菌の検査を実施していました。しかし現在，コレラは感染症法により三類感染症とされ，検疫感染症から除外されたことにより，検疫所では輸入食品からのコレラ菌検査は実施されていません。

## 2. 細菌性赤痢

**形態と特徴**　4つの菌種に分類することができますが，形態や病原性はいずれも同じです。**写真2.7**のように，大腸菌に類似した桿菌ですが，鞭毛がなく運動性を欠きます。

**感染経路と主な症状**　飲料水や食品を介して経口感染し，腸管粘膜に接着・粘膜細胞内に侵入することで赤痢特有の症状である粘血便を伴う激しい下痢，激烈な腹痛，発熱，嘔吐，頭痛などがみられます。

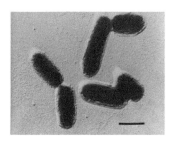

**写真2.7**
赤痢菌（電子顕微鏡写真）

**発生状況**　明治から昭和40年（1965年）頃までは毎年大流行がくり返され，多くの人々が犠牲となり，日本は「赤痢王国」と呼ばれるほどでした。1965年（昭和40年）では約48,000人の赤痢患者が認められましたが，1976年（昭和51年）頃から減少し約700人，2011年（平成23年）には約300人となりました。このように赤痢が減少した理由としては，①主要な感染経路であった飲料水が上

水の完備と殺菌の徹底，残留塩素の確認
など衛生的になったこと，②赤痢の感染
源である健康保菌者が著しく減少したこ
とが挙げられます。赤痢が流行していた
1965年頃では飲食店従事者の赤痢菌保
菌率が0.1%でしたが，現在では赤痢菌
陽性率は0.001%以下となっています。
なお，日本国内の患者の2/3は赤痢流行
地への海外旅行時に旅行先で感染した輸
入感染症です。その多くが散発患者で，
感染経路もほとんど明確にされていませ
ん。

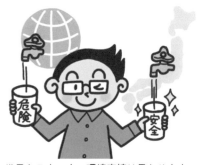

世界と日本の水の環境事情は異なります。
日本のように水道水が飲める国は
わずか（10か国と2都市）です。
海外での生水（氷）には気を付けましょう。

　食中毒として届けられた事例は集団事例で，その多くは赤痢菌保菌者が食品を
赤痢菌で汚染させたことがわかっています。

## 3. 腸チフス・パラチフス

　腸チフスはチフス菌による感染症，パラチフスはパラチフスA菌による感染症
でいずれもサルモネラの仲間です。患者や健康保菌者が感染源となって，食品を
汚染します。赤痢同様，明治・大正時代には毎年3～5万人の患者発生がありま
したが，現在は著しく減少し，10人前後の患者がみられるにすぎません。

### 食中毒の 豆知識　　　メアリーの腸チフス

　1900年（明治33年）頃，米国のニューヨーク周辺で腸チフスの流行がくり返さ
れており，市当局がその原因究明の調査に着手しました。奇妙なことに家政婦メア
リー・マーロンが働いた家庭で22人のチフス患者が発見され，1人が死亡してい
ました。市当局はメアリーの糞便を検査した結果，チフス菌が検出され，メアリー
が保菌していたチフス菌が料理を汚染し，感染したことが明確となり，メアリーを
隔離することとしましたが，本人はすこぶる元気であることから自分が感染源であ
ることを否定していました。それでもメアリーは2年間病院に隔離されましたが条
件付きで釈放され，洗濯婦などの食品をとり扱わない職業に就きました。しかしそ
の後，再び家政婦となり，メアリーのかかわった家庭から25人の腸チフス患者と
2人の死亡者が出て，メアリーは再び病院に隔離されました。メアリーの死亡後，

解剖をしたところ，胆嚢からチフス菌が検出されました。腸チフスの流行にはメアリーのようなチフス菌の健康保菌者が感染源となることが多くみられます。

　明治時代はコレラ，赤痢，腸チフスが猛威をふるい，伝染病は脅威の疾患とされていました。明治33年の内務省統計では腸チフス患者数23,846人，死亡者数5,544人（死亡率23.3％）にもなり，まさしく死の病でした。法定伝染病予防法では，患者は病院に隔離され，治癒すれば退院となりましたが，当時の東京顕微鏡院院長であった遠山椿吉博士は，治癒後の患者糞便についてチフス菌を検査したところ30〜50％にチフス菌が証明されたにもかかわらず退院していました。遠山博士は病後保菌者が感染源となることから病原菌の排泄がないことを証明することで退院すべきということを主張していました。

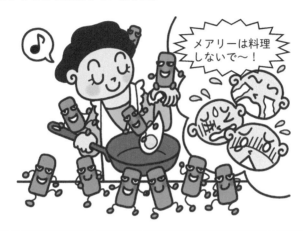

メアリーは料理しないで〜！

### 1. エルシニア属菌

**形態と特徴**　エルシニア属菌は腸内細菌に分類され，グラム陰性の桿菌（球桿菌）です（**写真2.8**）。本菌属には各種の菌種が含まれ，ペストの病原菌であるペスト菌がありますが，食中毒の病原菌としては *Yersinia enterocolitica* と *Y. pseudotuberculosis*（偽結核菌）があります。両菌種とも家畜や家禽，ネズミなどの齧歯類，水などの自然環境に分布しています。

　エルシニア属菌はサルモネラなどの腸内細菌と異なり，低温増殖性があり，最

低発育温度は0〜5℃，至適発育温度は25〜30℃です。発育速度は遅く，世代時間は至適発育温度で大腸菌の約2倍の遅さです。

**原因食品**　主に豚が保菌しているので豚肉，そのほか飲料水です。

**主な症状**　*Y. enterocolitica*は胃腸炎ですが，腸間膜リンパ節炎や敗血症などもみられます。

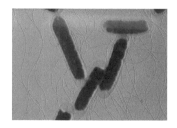

**写真2.8**　エルシニア・エンテロコリチカ（電子顕微鏡写真）

*Y. pseudotuberculosis*も類似した症状ですが，発熱，発疹，苺舌など川崎病に類似した症状を起こすことがあります。

　エルシニア属菌の感染症は主に小児に多くみられますが，食中毒としての届出はそれほど多くありません。

## 2. リステリア・モノサイトゲネス（*Listeria monocytogenes*）

**形態と特徴**　グラム陽性の無芽胞の桿菌で，エルシニア属菌と同様，0℃でも発育する低温細菌です（**写真2.9**）。元来は家畜に感染し，脳炎，流産などを起こす致命率の高い家畜伝染病細菌です。1980年代になってから牛乳，チーズ，生野菜などを媒介とする人の疾患が明らかにされ，食中毒細菌として認識されてきました。

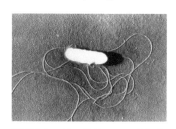

**写真2.9**　リステリア・モノサイトゲネス（電子顕微鏡写真）

**主な症状**　髄膜炎や敗血症などの重篤な症状を起こす場合と胃腸炎症状のみの場合があります。前者の場合，致死率が高いですが，ハイリスク集団とされる乳幼児，高齢者，妊婦，がん患者などの基礎疾患や免疫機能不全の患者が感染しやすく，健常者はほとんど感染しません。諸外国ではときどき食中毒として報告されていますが，日本国内における発生事例はまれで，ナチュラルチーズによる胃腸炎型の食中毒の報告のみです。

　本菌はあらゆる家畜・家禽の腸管に保有され，食肉の汚染率が高く，牛乳やチーズなどの酪農製品，魚介類などに広く分布する環境汚染細菌です。発生事例が多く，長期間保存されるナチュラルチーズ（ソフトおよびセミソフトチーズ）および非加熱食肉製品（生ハム，生サラミなど）については，リステリア・モノサイトゲネスが1g中100個以上の場合は販売禁止とする成分規格が2014年（平成

26年）に制定されました。

## 3. エロモナス属菌，プレジオモナス属菌

エロモナス（*Aeromonas*）属菌，プレジオモナス（*Plesiomonas*）属菌の両菌属ともに河川，湖，池などの淡水環境に生息するグラム陰性の桿菌で，菌体の端に数本の鞭毛をもっています。元来，淡水魚やカエルの病原菌として認識されていましたが，まれに食中毒を起こします。臨床症状に特徴がなく，通常の胃腸炎程度の症状がみられます。

# 2.2　毒素型による細菌性食中毒

## 2.2.1　黄色ブドウ球菌食中毒*

### 1. 初めての発見は牛乳による食中毒

多くの人が同じような症状で病気となる現象に強く関心をもった科学者の努力により各種の病原菌が発見されてきました。1914年（大正3年），農場を訪れた人々がくり返し胃腸炎症状で苦しんでいる姿に接したMary Barber博士（マリー　バーバー）はその原因を探るため農場の井戸水や食べ物を調査しましたが，特に異常は見当たりませんでした。しかし，Barber博士自身が農場の牛乳を飲んで異常を来したことから，2頭の乳牛から搾った牛乳を持ち帰り，暖かな部屋に5時間放置して飲んだところ，数時間後に嘔気と下痢を起こしました。さらに3人の志願者にも牛乳を与えたところ3人とも発病しました。Barber

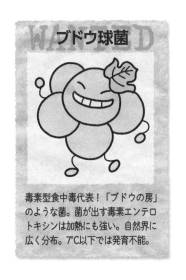

毒素型食中毒代表！「ブドウの房」のような菌。菌が出す毒素エンテロトキシンは加熱にも強い。自然界に広く分布。7℃以下では発育不能。

博士はこの問題の牛乳からブドウ球菌の分離に成功し，ブドウ球菌が原因である

---

＊厚生労働省の統計ではぶどう球菌食中毒と表現されている。

と報告しましたが，注目されずに終わってしまったのです。そして15年後，シカゴ大学のGail Dack博士はクリスマスケーキで11人が食中毒を起こした際，原因食品のケーキから黄色ブドウ球菌を分離しました。Dack博士も原因となったケーキを自ら食べて激烈な嘔吐を起こし，黄色ブドウ球菌による食中毒を確認しました。そこでDack博士は黄色ブドウ球菌食中毒の発病メカニズムを解明する手がかりとして原因となった黄色ブドウ球菌を試験管内で培養し，菌体を除去した濾液を再度飲み干したところ，見事に発病しました。これにより黄色ブドウ球菌が食品中で産生した毒素により食中毒になることを初めて明らかにしたのです。その後，ブドウ球菌が産生する毒素は「エンテロトキシン」（腸管毒）と命名されました。

## 2. 黄色ブドウ球菌はその名のとおり，ブドウの房状の細菌

大きさは約1μmの球状の菌で，何個もの菌がブドウの房のように絡み合っています（**写真2.10**）。ブドウ球菌属（*Staphylococcus*属）には，表皮ブドウ球菌，黄色ブドウ球菌など各種の菌種が含まれますが，なかでも食中毒の原因となるのは種々の病気を引き起こす「黄色ブドウ球菌」になります。黄色ブドウ球菌は食品中で増殖し，エンテロトキシンを産生します。ま

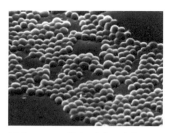

**写真2.10**　黄色ブドウ球菌（電子顕微鏡写真）

た食塩濃度が7〜10％でも増殖し，耐塩性があり，乾燥にも強い菌です。

## 3. 黄色ブドウ球菌毒素「エンテロトキシン」

黄色ブドウ球菌が食品中で増殖し，菌数が10万個以上になると人が発症するエンテロトキシンが大量になります。黄色ブドウ球菌の発育温度域は7〜46℃，至適発育温度は35〜40℃です。エンテロトキシンの分子量は約27,000の単純タンパク質で，免疫学的にA型，B型，C型，D型，E型などに分類されます。このエンテロトキシンのタンパク質はトリプシンなどの消化酵素では壊れず，熱抵抗性が高く，100℃，30分の加熱でも安定であることが大きな特徴です。食品中で毒素が産生され，その後，その食品が加熱されて黄色ブドウ球菌が死滅しても毒素は不活化されないので，この加熱された食品でも黄色ブドウ球菌食中毒を起こします。

## 4. どこにでも分布している細菌，多彩な疾患の原因菌

　黄色ブドウ球菌は人や動物の体表に広く分布するありふれた病原菌です。黄色ブドウ球菌の汚染率は食品従事者の手指2〜5％，鼻前庭10〜30％，糞便20％，そのほか人の手指が触れるドアノブや冷蔵庫などの取っ手など，生活環境に広く分布しています。食品への汚染頻度も高く，市販食品の綿密な検査からは約10％もの黄色ブドウ球菌が検出されています。

　黄色ブドウ球菌は，食品を媒介とした食中毒のほかに，皮膚の化膿性疾患，敗血症，髄膜炎，関節炎，尿路感染症，毒素性ショック症候群，院内感染症など，多彩な疾病を起こします。また，人に限らず家畜や家禽の体表にも分布し，動物の各種の疾患（鶏の皮膚炎や関節炎，牛の乳房炎など）に関与しています。

## 5. 黄色ブドウ球菌食中毒の発生状況と原因食品

　黄色ブドウ球菌食中毒は，1975年（昭和50年）頃においては発生件数年間200〜300件，患者数7,000〜8,000人が認められ，食中毒の病因物質としては重要な細菌でした。しかし，低温輸送や保冷庫，冷蔵庫，冷凍庫の普及に伴い，黄色ブドウ球菌食中毒は1985年（昭和60年）以降，暫時減少傾向となり，1991年（平成3年）では100件以下，2021年（令和3年）では18件，患者数285人となりました。しかし，毎年発生があり，重視しなければならない状況にあります。

　原因食品は**図2.15**に示したとおり，弁当が最も多く，次いでおにぎり，寿司などの米飯類，和菓子などです。いずれもその多くが手指を介しての汚染が考えられます。しかし，コンビニで販売されている弁当は黄色ブドウ球菌食中毒防止を第一に考え，高い衛生管理の食品工場で製造されていること，輸送や販売においても温度管理がしっかりしていること，消費期限が守られていることなどから安全性が高くなっています。

## 6. 黄色ブドウ球菌食中毒の予防対策

　黄色ブドウ球菌は人や家畜・家禽および生活環境に広く分布しており，常に食品への汚染が危惧されています。しかし，毒素型食中毒なので，食品中で10万個以上に増殖しなければ食中毒を起こさないことから，予防の要点は食品内での黄色ブドウ球菌増殖防止です。次にその要点を記します（**図2.16**）。

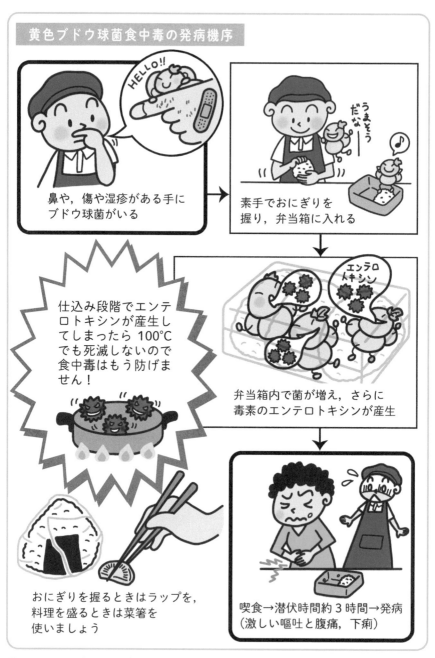

**図2.14**　黄色ブドウ球菌食中毒の発病機序

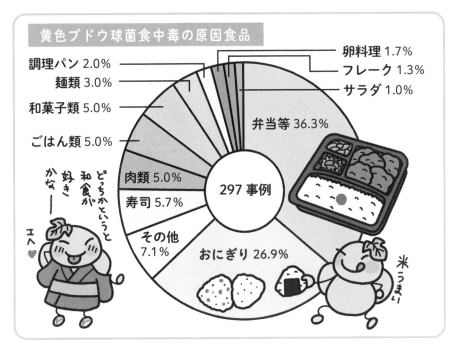

**図2.15** 黄色ブドウ球菌食中毒の原因食品

①手指の洗浄・消毒の徹底。

②手指や体表に化膿がある場合は直接食品に接触する作業には従事しない。ただし軽症の場合は，患部を完全に被い，使い捨て手袋を着用して作業につく。

③環境に広く分布していることから調理器具・器材の洗浄と殺菌の徹底。

④黄色ブドウ球菌の増殖可能な食品は温度と時間管理により黄色ブドウ球菌の増殖を防止することが重要。

⑤最終的に加熱工程のある食品であっても工程中や調理中も黄色ブドウ球菌の増殖を防止する。加熱・殺菌以前に黄色ブドウ球菌が10万個以上に増殖した場合，加熱・殺菌により黄色ブドウ球菌は死滅するが，産生されたエンテロトキシンは耐熱性があり，食中毒を起こす危険性が極めて高い。

7. ◀事例▶ こうして起きた！ 黄色ブドウ球菌食中毒

## ～脱脂粉乳を用いた加工乳による大規模な黄色ブドウ球菌食中毒～

2000年（平成12年）6月末，雪印乳業が製造した加工乳（低脂肪乳など）を

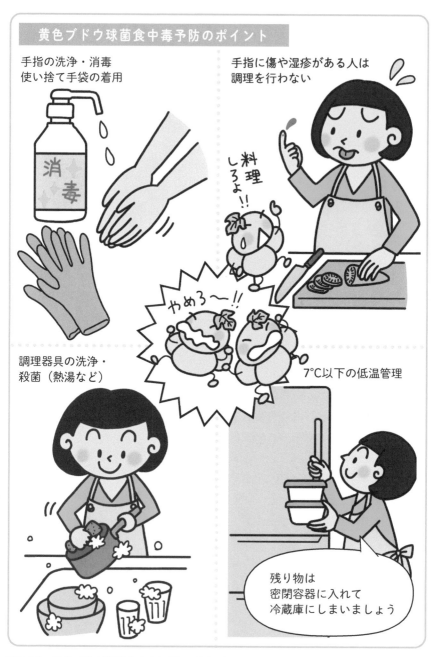

**図2.16** 黄色ブドウ球菌食中毒予防のポイント

喫食し，14,780人が嘔気，嘔吐，腹痛，下痢などの食中毒症状を起こしました。調査の結果，患者が喫食した低脂肪乳から黄色ブドウ球菌エンテロトキシンA型が検出，黄色ブドウ球菌食中毒と決定されました。原因食品の低脂肪乳からは黄色ブドウ球菌は検出されませんでしたが，低脂肪乳の原料である脱脂粉乳から同一毒素が検出されました。これにより脱脂粉乳製造工場の衛生管理等の調査が行われました。その結果，同年3月31日，工場内の電気室に氷柱が落下したことで工場が4〜9時間以上停電になったことが明らかになりました。停電復旧後，脱脂粉乳加工ラインに残存した生乳を廃棄せずに操業を続けたため，クリーム分離工程や濃縮工程に滞留した生乳中で黄色ブドウ球菌が増殖し，エンテロトキシンが産生されたものと推察されました。さらに，脱脂粉乳の細菌数が異常に高いものについては脱脂粉乳を溶かし，殺菌して再度製品とした非常識な衛生管理（乳等省令違反）も明らかになりました。脱脂粉乳や低脂肪乳の製造工程には黄色ブドウ球菌が死滅する殺菌工程があるので，原因食品の加工乳や脱脂粉乳からは黄色ブドウ球菌が検出できませんでしたが，エンテロトキシンは耐熱性があるため，毒素が不活化されず，食中毒の原因となりました。

　この事例はこれまでにない最大規模の食中毒とされ，本工場はHACCPシステムである総合衛生管理製造過程の承認を取得したにもかかわらず，衛生管理と体制，危機管理体制，情報公開などの食の安全に関するずさんさが暴露され，倒産となりました。

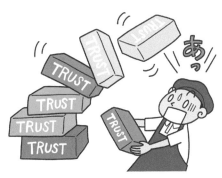

信頼を得るのには時間がかかるけれど，
信頼を失うのは一瞬

## 2.2.2　嘔吐型セレウス菌食中毒

### 1. セレウス菌食中毒発見の経緯

　セレウス菌食中毒には「下痢型」と「嘔吐型」の2つのタイプがあります。初期（1960年（昭和35年））の頃は原因食品である食肉の調理食品から大量にセレウス菌が検出され，これが原因菌と考えられていました。潜伏時間が8〜16

時間と長く，患者の主な症状が下痢であることから下痢型セレウス菌食中毒とされました。そして1988年（昭和63年）頃からは，英国の研究者が中国料理店で提供された焼飯などを原因食品とし，30分〜6時間と短い潜伏時間で，主に嘔気，嘔吐の症状がみられるので嘔吐型セレウス菌食中毒と報告されました。研究者らは潜伏時間が短いことから，食品中で嘔吐にかかわる毒素産生があり，しかも毒素は低分子量で通常の加熱調理では不活化されないことが推察されました。しかし，残念ながら毒素の精製までには至りませんでした。

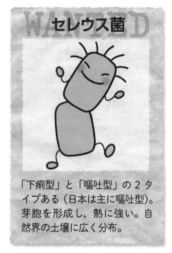

「下痢型」と「嘔吐型」の2タイプある（日本は主に嘔吐型）。芽胞を形成し，熱に強い。自然界の土壌に広く分布。

　一方，日本では安形則雄らが嘔吐型セレウス菌を米がゆ培地で培養し，嘔吐毒素の精製に成功，この毒素に「セレウリド」と命名し，毒素本体が解明されました。近年，日本国内で報告されているセレウス菌食中毒のほとんどがこの嘔吐型になります。

## 2. セレウス菌ってどんな細菌？

　セレウス菌はグラム陽性の芽胞を形成する桿菌（**写真2.11**）で，好気的条件で旺盛に増殖しますが，嫌気的条件でも発育します。セレウス菌はあらゆる環境の土壌に常在している細菌で，穀類，豆類，野菜，果物，ナッツ類，香辛料などに高い汚染がみられます。またセレウス菌は，牛などの家畜や家禽の腸管，あるいは健康者の腸管にも保菌されており，生乳への汚染

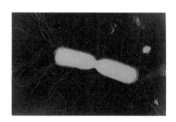

写真2.11
セレウス菌（電子顕微鏡）

も認められています。これらの食品に常在しているほとんどのセレウス菌は食品の腐敗などに関与し，食中毒の原因にはなりません。広く分布するセレウス菌の一部が嘔吐毒素（セレウリド）を産生し，食中毒の原因となります。セレウス菌の至適発育温度は28〜35℃，35℃における米飯中での発育速度（世代時間）は26〜57分とされています。

　常在するセレウス菌の芽胞は100℃，10分の加熱で死滅しますが，嘔吐毒産

性セレウス菌の多くは100℃，30分の加熱でも死滅しません。

## 3. セレウス菌の嘔吐毒素「セレウリド」

　安形らにより精製された嘔吐毒素（セレウリド）は分子量が1,191.6のペプチドで，126℃，90分の加熱でも安定しており，pH 2やpH 11の酸性やアルカリ性にも安定な物質です。サルやスンクスに経口投与すると嘔吐を起こすことが確認されています。またセレウリドは，肝臓の細胞にも障害を与え，肝機能低下により，まれに死亡することもあります。ヒトが発症する最少毒素量は1μgと推察されています。

## 4. 嘔吐型セレウス菌食中毒の症状

　調理食品内で嘔吐型セレウス菌が$10^5$個/g以上に増殖すると，食品内にセレウリドが蓄積され，この食品を喫食することにより発症します（**図2.17**）。したがって，すでに食品内に毒素があることから潜伏時間は概して短く，30分〜6時間です。主な症状は嘔気，嘔吐で，軽度な下痢や腹痛もみられます。

## 5. 嘔吐型セレウス菌食中毒の原因食品

　セレウス菌はあらゆる食品に広く分布していますが，嘔吐型セレウス菌食中毒の原因食品は一部の限られた食品です。焼飯，ピラフ，オムライスなどの米飯，各種類のスパゲティです（**図2.18**）。焼飯の原料である米飯やゆでたスパゲティを室温に放置すると，その間に嘔吐型セレウス菌が増殖し，米飯やゆでたスパゲティ内にセレウリドが蓄積されます。米飯で培養した場合，6時間後にセレウリドが確認されており，食品内では短時間で生成されると思われます。これらを原料に焼飯を調製してもセレウリドは熱抵抗性が高く，安定な物質なので，焼飯を喫食して食中毒を起こします。

## 6. 嘔吐型セレウス菌食中毒の予防対策

　セレウス菌は穀類に高い確率で汚染があることから，米や麦粉中でも汚染し，加熱調理の温度で生存した芽胞が発芽・増殖をして産生されたセレウリドが米飯やゆでたスパゲティに蓄積されることで食中毒を起こします。このことから，予防のポイントは，米飯やゆでたスパゲティを室温に4時間以上放置しないこと，そして米飯は冷蔵庫や冷凍庫で保存することです（**図2.19**）。

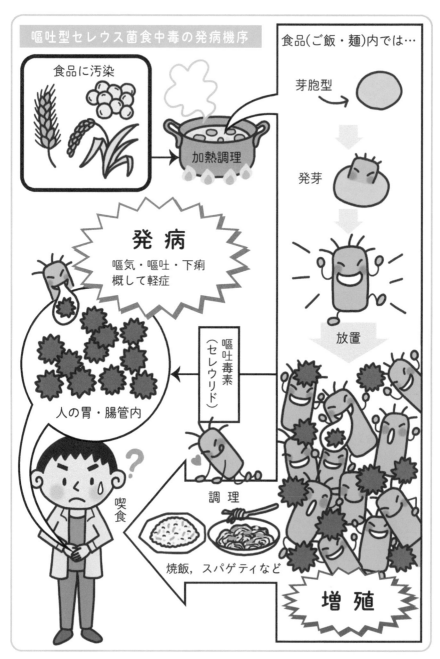

**図2.17** 嘔吐型セレウス菌食中毒の発病機序

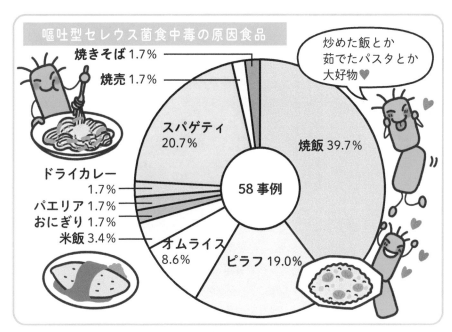

**図2.18** 嘔吐型セレウス菌食中毒の原因食品

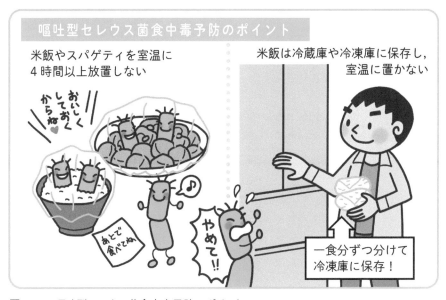

**図2.19** 嘔吐型セレウス菌食中毒予防のポイント

## 7. 事例 こうして起きた！ 嘔吐型セレウス菌食中毒

### ～おにぎり弁当による嘔吐型セレウス菌による食中毒～

　2016年（平成28年）7月19日，学童保育の2つの施設で同じ弁当屋からの仕出弁当を喫食後，3時間以内に学童110人中67人が嘔気，嘔吐，腹痛，頭痛等の食中毒症状を起こしました。激しい嘔吐であったため33人が緊急搬送され，10人が入院しました。弁当のメニューは鮭と昆布のおにぎり，鶏の唐揚げ，ウインナーソーセージ，マカロニのケチャップ和えでした。検査の結果，弁当の残品7件全部からセレウス菌が1g当たり1,000万個検出されたことから，おにぎりを長時間常温放置したことが原因と考えられました。検出されたセレウス菌はセレウリド毒素を産生することも証明され，おにぎりからもセレウリド毒素が1g中520～557ng証明されました。人が発症するセレウリド毒素量は1μgであることから，おにぎりを2g食べても発病する量でした。また，多数の患者糞便や吐物からも食品と同一の嘔吐型セレウス菌が検出されました。

　2人の調理従事者が19日の0時30分頃から炊飯を開始し，1時頃よりバット内で2時間程度放冷，1人が鮭と昆布でおにぎりを握り，ラップに包んで段ボール箱に詰め，9時頃から調理場内に保管され，11時に配達，13時5分に喫食しました。ところが，おにぎりを調整・保管した調理場のエアコンは壊れており，少なくとも8時間以上室温（気象庁のデータ：24～29℃）に放置されました。この間に嘔吐型セレウス菌が増殖し，セレウリド毒素がおにぎりに蓄積されたと考えられます。

## 2.2.3 ボツリヌス菌食中毒

### 1. ソーセージによる中毒から発見！

　欧州では古くからソーセージを日常食として喫食していましたが，ソーセージを食べて奇妙な麻痺性の病気を起こすことがあり，1820年（文政3年），ドイツのJustinus Kerner は，この病気をソーセージを意味するラテン語「botulus」から「ボツヌス中毒」と呼んでいました。しかしその原因はさっぱりわかっていませんでした。1895年（明治28年）になり，ベルギーのEmile van Ermengem 博士は，この病気の解明に初めて科学的メスを入れました。ハムを食べ，麻痺性

症状で3人が死亡した際，残りのハムから芽胞をつくる嫌気性細菌を発見し「ボツリヌス菌」と名付けました。ボツリヌス菌を液体培地で培養し，濾過器で細菌を除去した濾液をマウスなどの動物に接種したところ，人と同じような麻痺が起こり，ボツリヌス菌が産生した毒素が中毒を起こすことを突き止めました。その後，欧州や米国においてもソーセージ，缶詰，瓶詰，魚の燻製品などの嫌気的な食品を原因食品とする食中毒から同様なボツリヌス菌が発見されました。

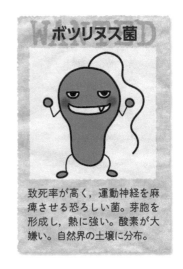

致死率が高く，運動神経を麻痺させる恐ろしい菌。芽胞を形成し，熱に強い。酸素が大嫌い。自然界の土壌に分布。

## 2. ボツリヌス菌ってどんな菌？

ボツリヌス菌（**写真2.12**）はグラム陽性の芽胞を形成する偏性嫌気性桿菌で，神経麻痺を起こすボツリヌス毒素を産生します。フグ毒のテトロドトキシンは2mgで500人が死亡しますが，ボツリヌス毒素は50μg（0.05mg）の微量な毒素量で少なくとも10,000人が死亡するという最強の毒素です。このボツリヌス毒素は

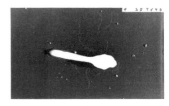

**写真2.12** ボツリヌス菌（A型）（電子顕微鏡）

免疫学的な相違からA型からG型の7型に分類され，肉片などのタンパク質を分解するA，B，F型と，タンパク質を分解しないB，E，F型に分けられます。人のボツリヌス菌食中毒は，主にA型，B型，E型で発生がみられます。**表2.2**からもわかるように各型の芽胞の耐熱性や発育性などに特徴が認められます。タンパク分解性のA型やB型は芽胞の耐熱性が高く，芽胞を完全に死滅させるには120℃，4分以上の加熱が必要です。E型は熱抵抗性が低く，80℃，10分の加熱で死滅します。最低の発育温度は，A型とB型は10℃ですが，E型菌は3.3℃です。

## 3. ボツリヌス菌食中毒の症状：麻痺

ボツリヌス菌食中毒は食品中でボツリヌス菌が増殖し，産生されたボツリヌス毒素により発生する毒素型食中毒です。
潜伏時間 18～36時間。

表2.2　A型，B型，E型のボツリヌス菌の特徴

| 毒素型 | A型 | B型 | E型 |
|---|---|---|---|
| タンパク分解性 | 分解 | 分解 | 非分解 |
| 至適発育温度 | 35〜40℃ | 35〜40℃ | 18〜25℃ |
| 最低発育温度 | 10℃ | 10℃ | 3.3℃ |
| 発育pH | 4.6以上 | 4.6以上 | 5.0以上 |
| 塩分濃度 | 10%以下 | 10%以下 | 5%以下 |
| 水分活性 | 0.94以上 | 0.94以上 | 0.97以上 |
| 芽胞の死滅温度 | 120℃，4分 | 120℃，4分 | 80℃，10分 |

**主な症状**　複視，眼瞼下垂，瞳孔散大，嚥下困難，発声困難，運動麻痺，呼吸困難などの神経麻痺がみられます。初期症状は眼の視神経が麻痺するために眼症状がみられ，患者は眼科を訪れることが多いです。現在は抗毒素血清による適切な治療が施され，致死率は低下してきましたが，1970年代頃までは患者の約半数が死亡していました。

## 4. ボツリヌス菌の分布

　ボツリヌス菌は北半球に分布し，熱帯地方や南半球には存在しないといわれていました。しかし，調査により全世界の海，河川，湖沼，耕地などの土壌に広く分布し，地域によって分布するボツリヌス菌の型や汚染頻度が大きく異なることがわかりました。

　日本はE型ボツリヌス菌が北海道および青森県，秋田県，岩手県などの東北地方の湖，池，河川および近海の海に広く分布し，これらの地域以外では琵琶湖がE型菌で汚染されています。そしてこれらの地域に生息するサケ，マスなどの回遊魚や河川に生息する生物および河川から海までの広範囲にわたりボツリヌス菌汚染が拡大したものと推察されます。

　たとえば，1960年代に実施された北海道の調査成績では15河川のうち12河川がE型菌陽性で，陽性率は3〜30％，15か所の湖中11か所が陽性です。30か所の海岸の砂では19か所がE型菌陽性となっています。当然，これらの地域で捕獲された各種魚介類からE型ボツリヌス菌が検出されています。土壌中には芽胞として存在していることから，現在でも少なからずE型菌の汚染が継続しているものと推察されます。日本国内にはこのE型菌以外にC型菌が河川，池，海に

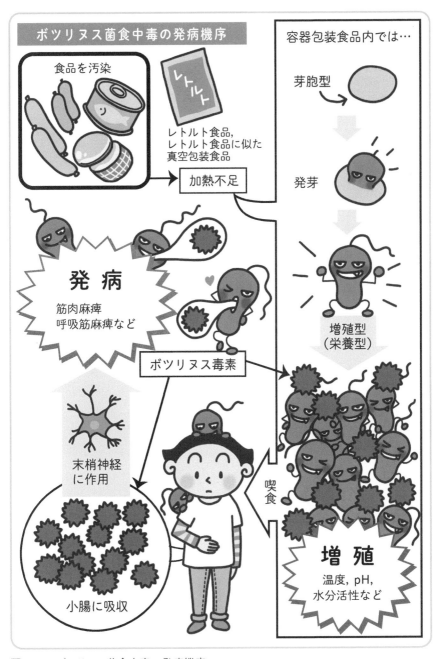

**図2.20** ボツリヌス菌食中毒の発病機序

広く分布しています。

米国の東部地方の湖にはE型菌の高い濃度の汚染が知られており，米国の耕地にはA型菌やB型菌汚染が認められています。カリフォルニアの海やメキシコ湾にはA，B，E，Fの各型菌汚染がみられます。欧州においてもE型菌，それ以外にB型菌汚染の割合が高くみられます。

## 5. ボツリヌス菌食中毒と飯鮓

日本におけるボツリヌス菌食中毒は，1951年（昭和26年）に北海道の岩内町でニシンの飯鮓により14人の患者（うち死者4人）発生時に初めてE型ボツリヌス菌が発見されました。その後，北海道，青森県，秋田県，岩手県などで魚の発酵食品である飯鮓によるE型ボツリヌス菌食中毒が多発しました。飯鮓の原料となった魚の種類はニシン，ハタハタ，カレイ，サバ，スケソウダラ，ホッケ，カジカ，イワシ，アジ，サンマ，タナゴ，コハダなどの海産魚，マス，ウグイ，イワナ，ハスなどの淡水魚です。飯鮓の製造は，魚の水晒し，漬け込み，水切りの工程があり，魚の水晒しや発酵過程で魚を汚染していたボツリヌス菌が増殖し，飯鮓にボツリヌス毒素が蓄積され，そのまま喫食されることで食中毒が発生したとされます。そのため，これらの地方ではボツリヌス菌食中毒は風土病的存在であり，積極的にボツリヌス菌食中毒予防対策が施行されてきたことによりE型菌による事例は1991年（平成3年）以降，著しく減少しました。

日本のボツリヌス菌食中毒は1951〜2021年（昭和26〜令和3年）までに125事例が報告され，うち104事例（83.2％）は魚介類の発酵食品である飯鮓を原因としたE型菌，15事例はA型菌，4事例がB型菌，C型菌とF型菌が各1事例です。特に近年はA型菌による散発事例が多くみられます。A型菌による15例中4例の原因食品は真空包装辛子蓮根，里芋の自家製缶詰，ハヤシライスの具（レトルト類似食品），真空包装された小豆ばっとう＊，B型の原因食品は輸入されたグリーンオリーブ（瓶詰），輸入キャビア（缶詰）で，ほかの食中毒は原因食品が不明となっています。

---

＊ 岩手県宮古地方の郷土料理。おしるこのなかに「はっとう」という幅広うどんを入れたもの。

## 6. 容器包装詰加圧加熱殺菌食品（レトルト食品）の ボツリヌス菌食中毒の予防対策

　ボツリヌス菌食中毒の予防の原則は，①ボツリヌス菌汚染防止，②芽胞が死滅する温度で加熱，③ボツリヌス菌が増殖する可能性のある食品は10℃以下の低温保存です。

　pHが4.6を超え，水分活性が0.94を超える食品はボツリヌス菌が増殖する可能性があり，容器包装詰加圧加熱殺菌食品（レトルト食品）はA型ボツリヌス菌芽胞が死滅する120℃，4分以上の加熱が必要です。当然，野菜などの原料は十分に洗浄し，有害細菌を除去しなければなりません。したがって，レトルト食品はO157やサルモネラなどの食中毒菌はもちろん，あらゆる型のボツリヌス菌も死滅しており，腐敗菌も死滅していることから，常温流通でも安全で，広く普及しています。

## 7. レトルト食品類似の真空包装食品によるボツリヌス食中毒の予防対策

　真空包装された食品は必ずしも上記のレトルト食品とは限りません。近年，ボツリヌス菌食中毒の発生例が多い容器包装食品はボツリヌス菌の増殖が可能な食品が多くみられます。食品のpHが4.6を超え，水分活性が0.94を超えたものであって，ボツリヌス菌芽胞が死滅する120℃，4分以上の加熱が施されていない容器包装で密封した食品（レトルト食品類似の真空包装食品）はボツリヌス菌芽胞が生残している可能性が高く，嫌気環境であるためにボツリヌス菌の増殖の危険性が高くなります。これらの食品は生産から消費までボツリヌス菌が増殖しない10℃以下に保存しなければなりません。また製造業者は消費者に保存条件がわかるような大きさの文字と色など，工夫した表示を行わなければなりません。
販売者・消費者　密封された容器包装食品は必ず表示を確認し，レトルト食品か類似の真空包装食品かを区分します。後者の食品であれば表示に従い10℃以下に保存します。またE型ボツリヌス菌は4℃でも増殖できることから期限表示（賞味期限）を守ることです（**図2.21**）。

## 8. 事例　こうして起きた！　ボツリヌス菌食中毒

### 〜真空包装辛子蓮根によるA型ボツリヌス菌食中毒〜

　1984年（昭和59年）6月，熊本県産の辛子蓮根を原因食品としてA型ボツリ

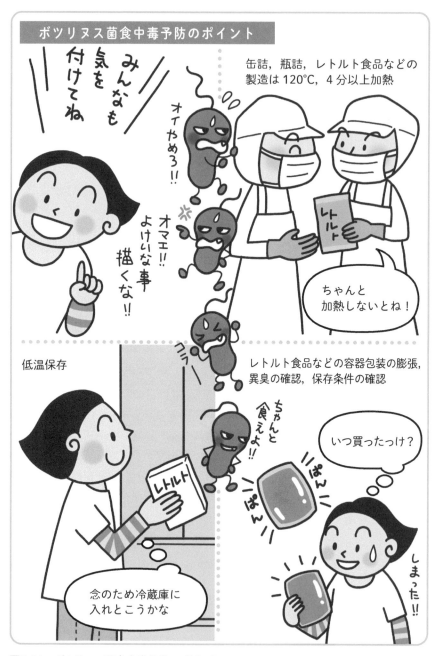

**図2.21** ボツリヌス菌食中毒予防のポイント

## 治療薬としてのボトックスと 美容整形への応用

　ボツリヌス菌毒素はコリン作動性末梢神経に作用し，神経伝達物質であるアセチルコリンの遊離を阻害することにより麻痺を起こす恐ろしい毒素ですが，現在，病気の治療と美容整形に応用されています。1989年（平成元年）に米国のFDA（食品医薬品局）で承認されたボトックス（A型ボツリヌス毒素）は眼瞼痙攣，痙性斜頸などの治療に応用され，日本においても1997年（平成9年）に治療薬として発売されました。さらにボトックス接種により，眉間や目尻などの表情じわを起こす筋肉の収縮を抑制し，しわのない美しい皮膚をとり戻す美容整形にも用いられています。しかしボツリヌス菌毒素は神経麻痺を起こすので，流涙，局所性筋力低下，顔面麻痺，下肢の脱力などの副作用がみられることがあります。またタンパク質なので，アレルギー反応を起こすリスクもあり，医師のもとで使用する必要があります。

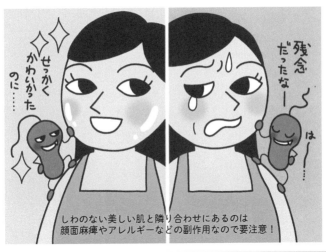

しわのない美しい肌と隣り合わせにあるのは
顔面麻痺やアレルギーなどの副作用なので要注意！

ヌス菌食中毒の発生があり，36人の患者と11人の死亡者が報告されました。通常の辛子蓮根は油揚げ後，店頭販売され，当日消費される製品です。問題となった辛子蓮根は，油揚げ後，真空包装あるいは脱酸素剤包装して80℃，20分ないし60分間加熱殺菌し，土産物として販売，室温で流通されました。回収された6月5日から製造中止処分を受けた6月25日の真空包装辛子蓮根からはA型ボツリヌス毒素が証明され，製造所において辛子味噌あるいは製造機器からA型ボツリヌス菌の連続汚染がみられたと判断されました。辛子味噌中でもボツリヌス菌

# なぜ乳児がボツリヌス菌に感染？

　ボツリヌス菌食中毒は食品内でボツリヌス菌が増殖し，その際，食品中に産生された毒素により起こる病気です。ところが生後1歳未満の乳児はボツリヌス菌芽胞を経口摂取し，腸管内でボツリヌス菌芽胞が発芽・増殖すると腸管内でボツリヌス毒素が産生され，この毒素により中毒症状を起こす場合があります。食中毒と区別して「乳児ボツリヌス症（infant botulism）」と呼んでいます。主にA型菌で起こることが米国の調査から明らかにされましたが，日本でも乳児ボツリヌス症が発見されました。1歳以下の乳児では腸管内細菌叢が成人と異なり，ボツリヌス菌が増殖しやすい環境であると考えられています。年齢が1歳以上になると腸管内ではボツリヌス菌は増殖を起こしません。ボツリヌス菌に汚染された蜂蜜や乳児食あるいは土壌，塵を媒介として起こることから，日本では1歳未満の乳児には蜂蜜を与えないように危険表示されています。なお，抗菌薬の投与や腸管に機能的異常があるなど特殊な場合に成人でも乳児と同様な機序でボツリヌス症を起こすことがあり，これを「成人腸管定着ボツリヌス症」と呼びます。

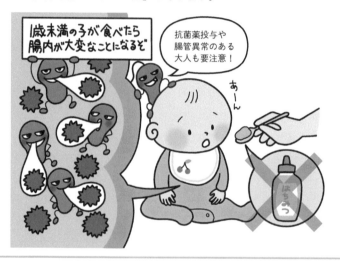

の増殖が観察され，工場内での一次増殖の可能性が確認，製品中でも20℃以上であればボツリヌス菌の増殖と毒素産性が認められ，二次増殖も再現されました。原料の蓮根や辛子粉から少数のA型ボツリヌス菌汚染も認められました。

　このような真空包装食品によるボツリヌス菌食中毒は初めての貴重な事例で，真空包装食品によるボツリヌス菌食中毒防止の重要性が指摘されました。

# 2.3 ウイルス性食中毒

## 2.3.1 ノロウイルス食中毒

### 1. ノロウイルスの発見と特徴

　1968年（昭和43年），米国のオハイオ州にあるノルウォーク小学校で集団下痢症が発生しました。患者の糞便を濾過し，細菌を含まない濾液を人に投与することにより下痢症が惹起されることから，原因物質はウイルスと考えられました。組織培養などのウイルス培養を行いましたが，培養は成功せず，決定的な証拠を得ることができませんでした。しかし，Albert Z. Kapikian らが患者の糞便を処理し，電子顕微鏡で観察したところ，微小な球形ウイルスを発見しました（**写真2.13**）。この微小ウイルスが病因物質と考え，確認する手段として患者から採取した血清に微小ウイルスの抗体が含まれる

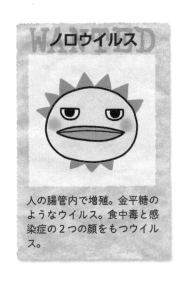

人の腸管内で増殖。金平糖のようなウイルス。食中毒と感染症の2つの顔をもつウイルス。

と推定し，患者血清とウイルスを含む糞便とを反応させ，電子顕微鏡で観察したところ，ウイルス粒子が血清により特異的に凝集している画像を観察し，微小な球形ウイルスが原因ウイルスであると結論づけました。この免疫電子顕微鏡法の開発により初めてノロウイルスが発見されました。当時，米国，英国，オーストラリアなどでも下痢症患者から同様のウイルスが電子顕微鏡で認められ，これらを総称して「小型球形ウイルス（SRSV）」と仮称されました。日本でも1970年代後半に小児の嘔吐下痢症患者から電子顕微鏡検査によりSRSVが証明され，冬期に発生する生牡蠣を原因食品とする食中毒患者からもSRSVが電子顕微鏡により観察されました。SRSVの検査に電子顕微鏡による検査法から新たに遺伝子検査法が開発され，原因食品の生牡蠣からもSRSV検出が可能となり，厚生労働省は1997年（平成9年）にSRSVを食中毒の病因物質としました。そしてウイルスのゲノム解析が進展し，2002年（平成14年），国際ウイルス命名委員会は，

人に感染し下痢症の原因となるSRSVをカリシ ウイルス（Caliciviridae）科に分類し，ノロウ イルス（*Norovirus*）属と命名しました。

　ノロウイルスは約30 nmの球型をしたRNA ウイルス（**写真2.13**）で，人に感染するものは GIとGIIの遺伝子群に分類されます。10〜 100コピー数（個数）の少量で感染するとさ れ，人の小腸に感染し，1〜2日の潜伏時間後

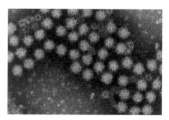

**写真2.13**
ノロウイルス（電子顕微鏡写真）

に嘔気，嘔吐，下痢，腹痛などの胃腸炎症状を起こします。特に小児や学童では 80％以上に嘔吐が認められ，小児の嘔吐下痢症とも呼ばれています。

## 2.　ノロウイルス食中毒の症状と発生状況

**潜伏時間**　ノロウイルス食中毒の潜伏時間は12〜48時間。
**主な症状**　嘔気，嘔吐，水様性下痢です。特に子どもではほとんどの患者に激し い嘔吐がみられます。

　著者らは電子顕微鏡検査によりSRSVが証明される以前の1966年（昭和41 年），東京都内に発生した生牡蠣を原因とする食中毒の疫学的調査で，嘔気，嘔 吐を主体とする下痢症を明らかにしており，それ以降も毎年生牡蠣を原因食品と した同様の集団食中毒例が認められていました。最近，東京都健康安全研究セン ターの森らは，当時保存されていた患者の糞便からノロウイルス遺伝子を検出 し，日本では1960年代後半からノロウイルス食中毒が常在化していたと推察さ れました。

　食中毒統計に計上されたノロウイルス食中毒は毎年発生件数200〜300件，患 者数10,000〜15,000人で，最も重要な食中毒です。2006年（平成18年）は大 流行した年で，発生件数499件，患者数27,616人にもなり，この年はこれまで に認められていない抗原的に変異したノロウイルスが蔓延しました。

**月別発生**　ノロウイルス食中毒は冬期流行をくり返す食中毒とされていました が，調査が充実するに従い7〜9月でも少数例ずつですが毎年食中毒が発生して います。発生のピークは年次により異なりますが，12月あるいは1月です。発 生パターンの季節変動は牡蠣の喫食時期や環境中におけるノロウイルスの生存性 と関係するものと推察され，夏期の高温では水中のノロウイルスは数日間で死滅 しますが，冬期の低温では数か月間でも生存することがわかってきました。浄化

槽をすり抜けたノロウイルスは冬期の河川や海水中では20日以上にわたり生存し，牡蠣などの二枚貝にとり込まれ，環境中のノロウイルスも低温ほど長期間生存できます。

**原因施設**　ノロウイルス食中毒を起こした原因施設は飲食店が最も多く，次いで旅館の食事，仕出屋の弁当や仕出し料理になります。そのほか給食施設や製造業，寄宿舎，販売店などでの発生がみられ，家庭での発生は少数です。

## 3.　ノロウイルス食中毒の感染経路と原因食品

　2005年（平成17年）頃までは牡蠣に関連する食品が原因食品として大部分を占め，ノロウイルスは牡蠣が原因と断定されましたが，近年は牡蠣の占める割合が減少し，食品従事者の手指などを介してあらゆる食品が汚染する事例が増加してきました。原因が判明した事例では酢牡蠣など牡蠣の生食，岩牡蠣，牡蠣のグラタンなどの加熱不十分な牡蠣，牡蠣の和え物などの牡蠣が原因食品と考えられるものが30％であり，牡蠣のノロウイルス汚染が減少したとはいえ，牡蠣の料理については注意しなければなりません（**図2.22**）。また少数例ですが，牡蠣以外のシジミなどの二枚貝にもみられます。そのほかの原因食品としては，寿司，弁当，仕出し弁当が全体の半数を占め，サンドイッチ，サラダ，和・洋菓子，餅などが原因とされていますが，いずれも牡蠣を含まない食品（非牡蠣食品）で，これらの原因食品は調理従事者や食品製造従事者が保有していたノロウイルスが，調理や製造の過程で衛生管理のずさんさにより食品汚染を起こしたものと推察されます（**図2.23**）。飲食店などの事例では原因食品が特定されていないことがほとんどですが，いずれも調理従事者からの汚染が最も疑われています。また，後述する人から人へのノロウイルスの感染症予防対策をおろそかにすることはできません。

## 4.　飲食物を介さないノロウイルス感染症

　ノロウイルスは小腸に感染し，増殖することにより発症し，糞便中に大量のウイルスが排泄されます。手指を汚染したウイルスはドアノブや手すり，玩具，衣類などを介して人への感染が拡大するため，感染した乳幼児や高齢者のおむつの交換時は最も危険です。また，嘔吐物中にも大量のノロウイルスが含まれており，吐物により汚染された寝具，床，絨毯などから人への感染，さらに吐物によるエアロゾルは2m四方にも飛び散り，空気中を舞い上がり，空調機なども汚染

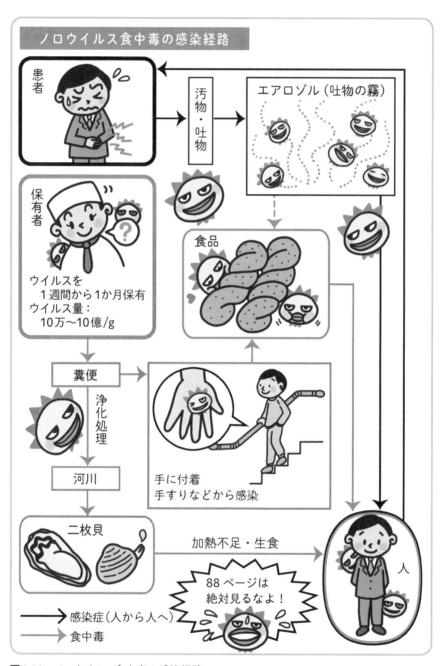

**図2.22** ノロウイルス食中毒の感染経路

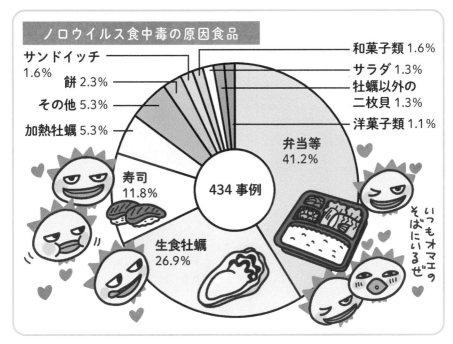

**図2.23** ノロウイルス食中毒の原因食品

して人へ感染します。これらのノロウイルスによる感染症の実態は明確ではありません が，高齢者施設，保育所，幼稚園，学校，病院など集団生活する施設では 毎年大量の患者発生がみられ，少なくとも100万人以上の患者がいるものと推察 されます。高齢者施設の流行では死亡することもまれではありません。

## 5. ノロウイルス食中毒と感染症の予防対策

　ノロウイルスは食品や飲料水を介する食中毒と人から人への感染症があり，両 面からの対策を推進しなければなりません（**図2.24**）。

**感染源対策**　ノロウイルス患者やウイルス保有者の手指を介して食品が汚染され るので，患者や保有者が食品に直接接触しないためには就業制限をします。手指 をウイルスで汚染させないためには徹底した手洗いの励行，特にトイレを衛生的 な設備とし，手洗いシンクを個室内に設置，トイレでの手指の消毒は効果が高い ポピドンヨード剤を使用します。

**食品従事者がノロウイルスに感染しないこと**　食品従事者は家庭において子ども

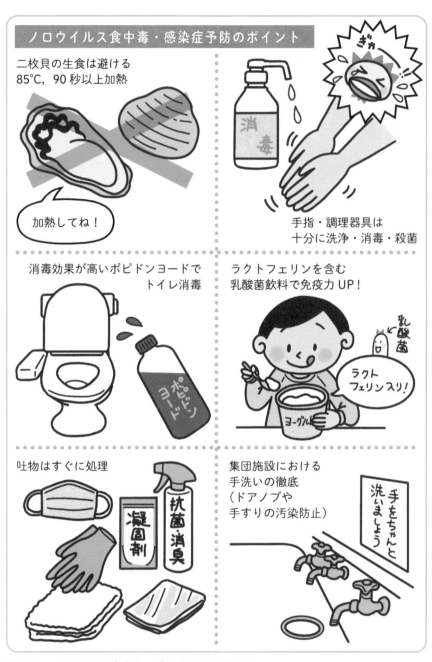

**図2.24** ノロウイルス食中毒・感染症予防のポイント

や高齢者などから感染する危険性が常にあり，家庭においても徹底した手洗いを実行すること。牡蠣などの二枚貝の生食は厳禁。ノロウイルスの不顕性感染者が多いので，10〜3月までの期間では食品従事者を対象にしたノロウイルス検査を実施すること。食品従事者は日常から免疫力を高めるためにラクトフェリンを含む乳酸菌飲料を利用し，感染しにくい体づくりに努めること。

**吐物の処理**　患者の吐物は大量にノロウイルスを含むので，定められた方法*により吐物を処理し，食品や手指への汚染を防止すること。また，エアロゾルとなって周囲にウイルスが飛散するので，吐物処理キットを準備しておき，速やかに処理をしましょう。

**加熱**　牡蠣（岩牡蠣を含む）など二枚貝のノロウイルス保有率が高いので二枚貝の生食は避け，ノロウイルスが死滅する85〜90℃，90秒以上の加熱を徹底すること。

**ノロウイルス感染者低減化対策**　冬期では日常的にノロウイルスに感染するリスクが高まり，集団で生活する学校，保育所，幼稚園，高齢者施設，ホテルなどの宿泊施設などでは常にノロウイルスの集団感染がくり返し発生しています。施設内の手すり，ドアノブ，玩具などがノロウイルスで汚染されていると，これらを介して手指が汚染され，ノロウイルスに感染します。したがって，手洗いの徹底を図ること。また，日常的にラクトフェリンを摂取することで免疫力を高め，ノロウイルスによる感染を防止することもできます。

## 6.　**事例**　こうして起きた！　ノロウイルス食中毒

### 〜ミニきな粉ねじりパンによるノロウイルス食中毒〜

　2003年（平成15年）1月23日，学校給食で661人のノロウイルス患者が発生しました。ただちに原因究明の調査が行われ，パン屋が納入したミニきな粉ねじりパンが疑われました。このミニねじりパンは，パン工場で製造されたパンに工場従事者がきな粉をまぶして学校給食に提供されたものでした。検査の結果，原因食品のミニきな粉ねじりパンからノロウイルスが検出され，きな粉をまぶした従業員の糞便からもノロウイルスが証明されました。従業員の手洗いが不十分だ

---

＊吐物の処理方法：使い捨てのマスクや手袋，ガウンなどを着用し，吐物をペーパータオルなどでふきとる。汚染場所を次亜塩素酸ナトリウム（1,000 ppm）で消毒し，水ぶきする。ふきとった吐物や着用したものは，ビニール袋に密閉して廃棄。その際，次亜塩素酸ナトリウム（1,000 ppm）に浸す。処理後は必ず手を丁寧に洗う。

# ノロウイルス感染症は
# なぜに冬期に流行するの?

　ウイルスは生体を離れると早急に死滅します。たとえばインフルエンザウイルスは咳のなかに多数のウイルスが含まれていますが，人は多くの場合，患者の咳から直接感染します。テーブルや手すりに付着したインフルエンザウイルスは24時間以内に死滅します。ノロウイルスは乾燥状態でも2週間は生存し，水のなか（4℃）では1か月以上生存することが確認されています。また10℃以下の低温に保存された食品中のノロウイルスも約1週間生存できます。しかし30℃以上の高い温度条件では，食品や乾燥条件下のノロウイルスは7日以内に死滅します。低温条件ではドアノブ，手すり，絨毯などの環境中のノロウイルスは長期生存し，冬期は環境を媒介としたノロウイルス感染症や食中毒が爆発的に流行すると考えられます。

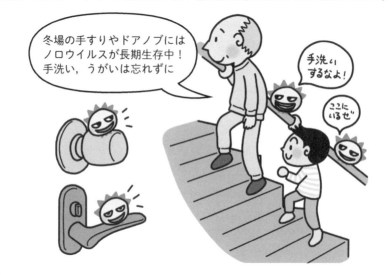

　ったためにミニきな粉ねじりパンがノロウイルスに汚染したものと推察されます。

## 〜仕出し弁当によるノロウイルス食中毒〜

　2012年（平成24年）3月18日，バスケットボール大会の参加者に提供した仕出し弁当により280人，高齢者用仕出し弁当により40人（推定出荷数2,356個）に下痢，嘔吐，嘔気などが発生しました。患者および仕出し弁当からノロウイル

ス（GⅡ）が証明されたことからノロウイルス食中毒と決定されました。従業員6人および仕出し弁当の盛りつけ室の洗浄済みの器具からもノロウイルスが検出されたことから，盛りつけ室の従事者の手指を介してノロウイルスが仕出し弁当を汚染したことが推察されました。この仕出し弁当屋では使い捨て手袋のとり替えが適宜実施されていませんでした。

## 2.3.2 A型肝炎ウイルス食中毒

### 1. A型肝炎ウイルスとは？

A型肝炎ウイルス

経口→腸管→肝臓の個々で増殖。酸，加熱，乾燥にはやや強い。

肝炎に関与するウイルスは一般にA，B，C，D，E型の5種類のウイルスが知られています。このうちA型肝炎ウイルスは接触感染もみられますが，糞便中に排泄されたA型肝炎ウイルスが多くは食品や飲料水を汚染し，経口的に感染します。A型肝炎は1973年（昭和48年）に発見されたウイルスで，ノロウイルスに類似し，エンベロープをもたない27 nmの円形粒子です（**写真2.14**）。流行地域はアフリカ，東南アジア，中南米の途上国を中心に世界中にみられます。

### 2. A型肝炎ウイルス食中毒の症状と発生状況

**潜伏時間**　A型肝炎ウイルスの潜伏時間は極めて長く約30日と考えられています。
**主な症状**　初発症状は38℃以上の発熱，倦怠感など感冒様症状ですが，その後，肝腫脹や黄疸などの肝炎症状を起こします。小児では多くが不顕性感染で終わることがありますが，成人では劇症肝炎となり死亡する場合があります。A型肝炎ウイルスは感染症法により四類感染症

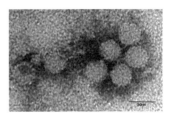

**写真2.14**
A型肝炎ウイルス（電子顕微鏡）

に分類され，患者や不顕性感染者はすべて届出が義務づけられています。

**発生状況**　A型肝炎ウイルスは糞便中に排泄され，飲料水や食品などを汚染して経口感染することから上下水が整備されていない環境では流行がくり返されています。日本では生活環境が整備され，A型肝炎ウイルスの大流行は認められませんが，A型肝炎ウイルスの流行地域への海外旅行者や日本国内の散発患者が年間約500人報告されています。しかし，潜伏時間が長いことからほとんどの症例が感染経路や原因食品がわかっていません。

　主な媒介食品は牡蠣などの海産物，寿司，野菜，果物，飲料水などです。また，人との接触やまれに性的接触による感染も報告されています。

　なお，A型肝炎ウイルスに感染すると抗体が産生され，長期間にわたり感染防御となります。日本においては生活環境が整備され，A型肝炎ウイルスが蔓延していないために抗体保有率が減少，特に50歳以下ではA型肝炎ウイルス抗体価がないことから感染リスクが増加しています。

## 3．A型肝炎ウイルス食中毒の予防対策

①牡蠣などの二枚貝は感染リスクが高いので必ず加熱（85℃，90秒以上）すること。
②A型肝炎ウイルスの流行地域（アフリカ，東南アジア，中南米）での魚介類の生食や生水の飲用は避けること。
③A型肝炎ウイルスの流行地域へ渡航者はA型肝炎の予防接種を受けること。
④食品従事者がA型肝炎ウイルスに感染しないようワクチン接種を奨励すること。

## 4．　事例　こうして起きた！　A型肝炎ウイルス食中毒

### ～調理従事者が保菌したA型肝炎ウイルスが寿司を汚染～

　2010年（平成22年）12月20日，医療機関から保健所に4件のA型肝炎の届出があり，その後も同様の届出が多数みられました。保健所の調査の結果，11月下旬～12月にかけ，49人の患者発生が確認されました。患者の喫食調査から患者らは同一寿司店舗を利用し，喫食後22～61日（平均32.5日）後に発病しました。原因と推定された店舗での患者に共通する特定メニューはなく，当該店舗は74店舗のチェーン店でしたが，他の店舗での患者発生はありませんでした。

　ウイルス検査の結果，患者33人と従事者3人からA型肝炎ウイルスが検出されました。従事者Aさんは11月21日～12月9日にかけて倦怠感，微熱，褐色尿

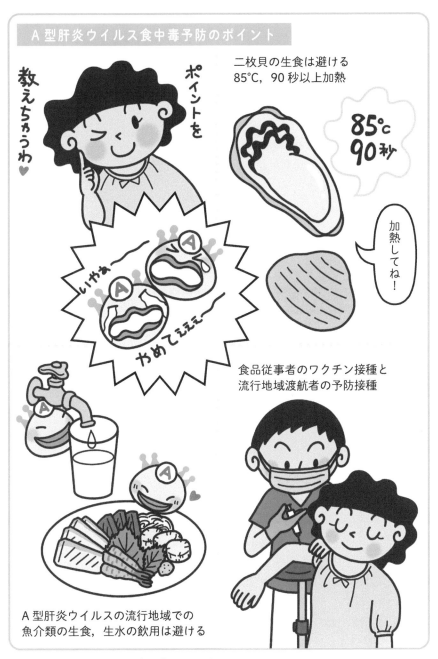

**図2.25** A型肝炎ウイルス食中毒予防のポイント

がありましたが，寿司の調理に携わりました。Bさんは12月19日に発病し，入院しました。Cさんは12月28日に発病し，寿司を喫食していたため患者であった可能性がありました。

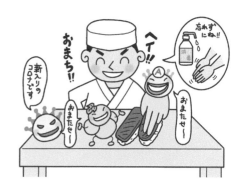

A型肝炎ウイルスは発症直前から患者の糞便中にウイルスの排泄がみられることから，従事者が保有したウイルスが手指を介して寿司を汚染したことが推察されました。当該寿司店の手洗いシンクの設置場所が不適切で，十分に手洗いができない状態であったことから排便後の手洗いがおろそかであったことが原因と考えられました。

## 2.3.3　E型肝炎ウイルス食中毒

### 1．E型肝炎ウイルスとは？

E型肝炎は1950～1990年（昭和25～平成2年）頃はインド，中央アジア，中国，北アフリカ，メキシコなどでしばしば水系による大流行がみられ，感染者は開発途上国への旅行者が多く，日本国内での感染はないと考えられていました。しかし近年，海外渡航歴のないE型肝炎患者が認められ，食品からの感染も知られてきました。

E型肝炎ウイルスはエンベロープをもたない32～34 nmの小型球形のRNAウイルスで（**写真2.15**），初期の頃はノロウイルスの仲間と思われていました。しかし，遺伝子学的にカリシウイルス科とは異なることから，現在はヘペウ

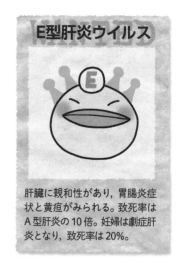

**E型肝炎ウイルス**

肝臓に親和性があり，胃腸炎症状と黄疸がみられる。致死率はA型肝炎の10倍。妊婦は劇症肝炎となり，致死率は20%。

イルス（Hepeviridae）科に分類されています。肝臓で特異的に増殖をします。

## 2. E型肝炎ウイルス食中毒の症状

**潜伏時間** 2～9週間，平均6週間といわれています。

**主な症状** 初発症状は発熱と腹痛や下痢などの消化器症状や倦怠感や食欲不振などがみられ，典型的な黄疸や肝腫瘍が認められます。妊婦や高齢者では劇症化（約20％）が，若年者では不顕性感染が多くみられます。A型肝炎ウイルスと同様，肝がんとの関連はありません。B型肝炎ウイルスのごとく慢性化やキャリア化することはないといわれています。

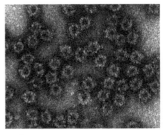

**写真2.15**
E型肝炎ウイルス（電子顕微鏡）

## 3. E型肝炎ウイルス食中毒の感染経路と発生状況

　E型肝炎ウイルスに汚染された飲料水や食品からの経口感染が主体です。人から人への接触感染は報告されていません。E型肝炎ウイルスは他のウイルス性肝炎と同様，感染症法では四類感染症に分類され，全数の届出が義務化されています。2000～2011年（平成12～23年）に届出された患者数は488人で，このうち75％が国内感染，24％が国外感染でした。2000～2008年（平成12～20年）における288例の調査では経口感染が44.4％で，豚肉の喫食が多くみられましたが，そのほかイノシシ肉やシカ肉でもみられました。食中毒として届けられた3事例は，冷凍生シカ肉，野生イノシシの生肝臓，野生イノシシ生肉が原因食品と推定されています。その後，報告はありません。

　E型肝炎ウイルスの保有動物は豚，シカ，イノシシですが，馬，ラット，マングースも疑われています。豚のE型肝炎ウイルスのウイルス抗体陽性率は月齢とともに増加し，6か月齢で85％になります。遺伝子検査によるE型肝炎ウイルスは若齢豚に認められ，肝臓（レバー）の生食はいちばん危険とされています。また野生イノシシにおけるE型肝炎ウイルスの感染率は地域により変動がみられますが，低くて8％，高くて40％です。

## 4. E型肝炎ウイルス食中毒の予防対策

　豚がE型肝炎ウイルスに感染していることから豚肉はよく加熱して食べること，また豚レバーにも高い確率でE型肝炎ウイルスがいることから，豚レバーの

生食は食品衛生法で禁止
されました。飲食店では
豚レバーは必ず加熱して
から提供しなければなり
ません。豚以外にもシカ
やイノシシなどの野生動
物も E 型肝炎ウイルスを
保有しているので，生食
の提供は控え，きちんと
加熱をしましょう。

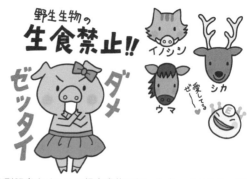

E 型肝炎ウイルスの保有動物は豚，シカ，イノシシ，馬など。
豚レバーの生食がいちばん危険！
ですが，他の動物の生肉も避けましょう。

# 2.4 原虫による食中毒

## 2.4.1 クリプトスポリジウムによる食中毒

クリプトスポリジウムは古くは家畜やネズミ
の消化管寄生原虫として知られていましたが，
1976 年（昭和 51 年）に米国で初めて人からの
感染例が認められました。1982 年（昭和 57
年）以降，米国において激しい下痢症状をくり
返しているエイズ感染者から，クリプトスポリ
ジウムが検出され，注目されるようになりまし
た。さらに 1984 年（昭和 59 年）に米国のテキ
サス州で深井戸の水を感染源とし，住民 5,900
人が，1987 年（昭和 62 年）にはジョージア州
で河川水を水源とする水道水により 32,000 人
がクリプトスポリジウムに感染した集団発生例
が報告されました。その後も大規模な水系感染

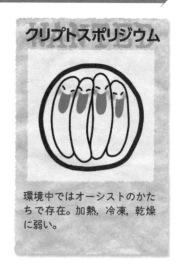

環境中ではオーシストのかた
ちで存在。加熱，冷凍，乾燥
に弱い。

例が報告され，クリプトスポリジウムが塩素抵抗性の原虫であることから水道水
の衛生管理に新しい問題提起がなされました。

## 1. クリプトスポリジウムとは？

クリプトスポリジウム（**写真2.16**）は胞子虫類のクリプトスポリジウム（*Cryptosporidium*）属に分類される原虫で，人，哺乳類，爬虫類，魚類などの動物に分布しています。13種に分類され，人の感染症例はそのほとんどが *C. parvum*（ヒト型，ウシ型）です。糞便中に排泄されたオーシスト（囊包体）は4〜6 μmの円形の大きさです。経口的に摂取されたオー

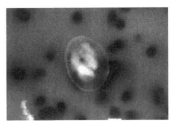

**写真2.16** クリプトスポリジウム

シストは腸管粘膜に感染し，オーシスト内に包まれていたスポロゾイトが飛び出し，細胞内で無性生殖により増殖をくり返し，有性生殖によりオーシストに成長します（**図2.26**）。糞便中に排泄されたオーシストは乾燥，加熱（60℃以上），凍結には弱いですが，水道水の塩素消毒には高い抵抗性があります。

感染経路は家畜や人の糞便で汚染された飲料水，生肉など食水系感染（食中毒），動物との接触感染，人から人への感染，河川やプールでの遊泳中の感染があります。

## 2. 症　状

オーシストで汚染された飲料水，遊泳場の水あるいは食品を介して人に感染し，4〜8日の潜伏時間後に水様性の下痢症状が約10日間程度継続します。症状が消失後も1〜2か月オーシストを排泄します。エイズなどの免疫不全患者に感染すると重症化して死亡することがあります。

## 3. 発生状況

水系感染が疑われ，集団食中毒事例はそれほど多くはありません。しかし，飲料水による発生例が多いことから大規模な流行となっています。これまでクリプトスポリジウムによる集団下痢症例は10例報告されています（**表2.3**）。2例は飲料水からの感染で，うち1例は町営水道がクリプトスポリジウムで汚染され，住民8,812人が発症しました。2例はプール水，2例は牛からの感染（牧場体験），1例は生肉からの感染が疑われました。3例は感染経路が明らかにされていません。

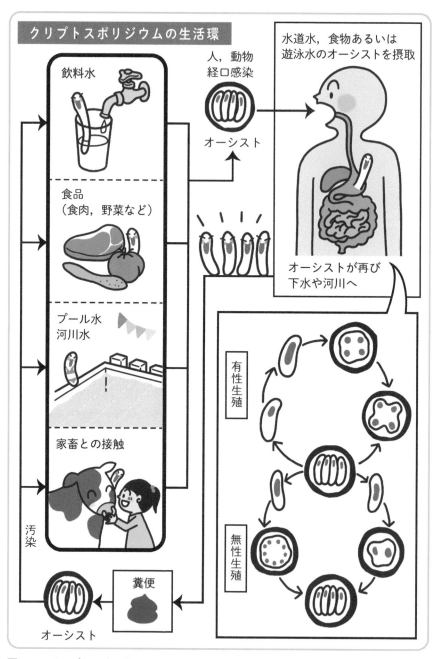

**図2.26** クリプトスポリジウムの生活環

**表2.3** クリプトスポリジウムの集団食中毒発生例

| 事例番号 | 発生年月 | 発生場所 | 患者数（人） | 病因物質 | 感染源 | 汚染の要因 |
|---|---|---|---|---|---|---|
| 1 | 1994年 | 神奈川県雑居ビル | 461 | *C. parvum* | 飲料水 | 汚水が水道受水槽に逆流 |
| 2 | 1996年 | 埼玉県町民 | 8,812 | *C. parvum* | 町営水道水 | |
| 3 | 2002年2月 | 北海道宿泊施設 | 147 | *C. parvum* | 不明 | |
| 4 | 2002年4月 | 同上 | 178 | *C. parvum* | 不明 | 3と同一施設 |
| 5 | 2002年5月 | 北海道高校生 | 13 | *C. parvum* | | 子牛との接触 |
| 6 | 2004年 | 長野県 | 288 | *C. parvum* | プール | |
| 7 | 2009年8月 | 千葉県 | 38 | *C. parvum* | プール | 罹患患者を介してプールが汚染 |
| 8 | 2006年 | 大阪府飲食店 | 4 | *C. parvum* | 生肉？ | |
| 9 | 2008年 | 愛媛県寮（高校生） | 19 | *C. meleagridis* | 不明 | |
| 10 | 2014年6月 | 長野県小学生 | 230 | *C. parvum* | | 牛との接触 |

*C.*：*Cryptosporidium*（クリプトスポリジウム）

　クリプトスポリジウム症は五類感染症に位置づけられており，医師からの届出が義務づけられています。年間の届出数は10〜20例ですが，感染経路は不明です。

## 4. 予防対策

　日本の河川や下水からは高頻度にクリプトスポリジウムが検出されており，水道水の原水もクリプトスポリジウム汚染が知られています。また，過去には簡易水道，上水道などからもクリプトスポリジウムが証明され，給水停止の処置が行われたこともあります。塩素殺菌によってもクリプトスポリジウムのオーシストは死滅しないことから，飲料水を供給す

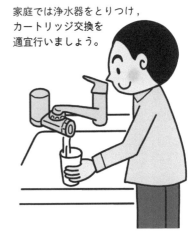

家庭では浄水器をとりつけ，カートリッジ交換を適宜行いましょう。

る事業者の責務は重要です。

飲料水対策　①水道事業者等は厚生労働省健康局水道課からの通知に従い原水，水道水の衛生管理，濾過処理，紫外線処理などにより飲料水の安全性確保が求められており，現在供給されている飲料水は通常高い安全性が保たれています。②クリプトスポリジウムは加熱，冷凍，乾燥に弱く，60℃以上30分，－20℃，30分，1～4日の乾燥（25℃）で死滅。問題とされる飲用水は1分間煮沸。1μmより大きい粒子が完全に除去できる家庭用の浄水器であってもカートリッジの交換を適宜行わないと危険です。

# 2.5　寄生虫による食中毒

## 2.5.1　サルコシスティス・フェアリーによる食中毒

馬刺しの原料である生食用馬肉には成分規格があり，サルモネラが陰性，糞便系大腸菌が陰性でなければ馬刺しとしては加工できません。このように馬刺しには厳しい検査が実施されていることから，馬刺しは安全な生食食品であるといわれていました。しかし，馬刺しを喫食後，胃腸炎を起こす事例がときどき報告されていたので，国立医薬品食品衛生研究所が中心となって病因物質究明の研究が進められました。すると，馬に寄生する *Sarcocystis fayeri* と呼ばれる寄生虫が原因であることが明らかとなり，厚生労働省は2011年（平成23年）6月に馬刺しについても食中毒対応を行いました。

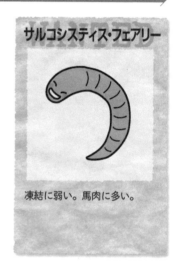

サルコシスティス・フェアリー

凍結に弱い。馬肉に多い。

## 1. サルコシスティス・フェアリーとは？

サルコシスティス・フェアリー（以下，サルコシスティス）は住肉胞子虫類のコクシジウム目（*Eucoccidiorida*）に属し，各種の動物に寄生する原虫です（**写真2.17**）。大きさは幅0.5～1 mm，長さは長いもので1 cmあります。*S. fayeri* は

馬を中間宿主として筋肉中に寄生しますが，馬には特別な病態を起こしません。終宿主である犬が馬肉を摂取して感染し，糞便中にオーシストを排泄します。馬は感染犬の糞便や糞便に汚染された水や飼料から感染します。人は生の馬肉を喫食することにより感染し，下痢症状を起こしますが，人の体内ではサルコシスティスは発育しません（**図2.27**）。

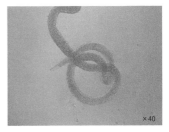

**写真2.17**
サルコシスティス・フェアリー

## 2. 症状と発生状況

馬刺しの喫食後，数時間で一過性の嘔吐，下痢を起こします。九州地方，福島県，山梨県，青森県など馬刺しが広く流通している地方に患者発生がみられます。年間の発生件数は10件以内です。

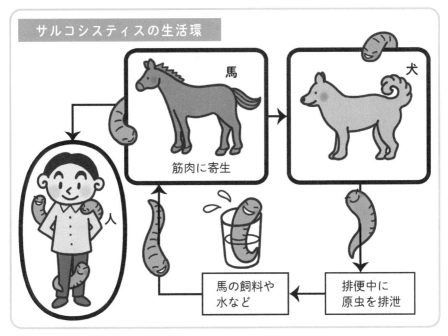

**図2.27** サルコシスティスの生活環

## 3. 予防対策

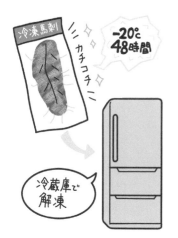

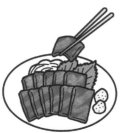

　サルコシスティスの下痢原性タンパク質が凍結に弱いことから，生食用馬肉は国産や輸入品も含め生産・販売者が−20℃で48時間以上の凍結処理を行います。

## 2.5.2　クドア・セプテンプンクタータによる食中毒

　2010年（平成22年）10月，ヒラメの刺身を原因とした大規模な食中毒が起こりました。これは，ある銀行が懸賞賞品として提供した生食用ヒラメを食べた約500人のうち100人以上が嘔吐，下痢を訴えた事例です。この事例では，食後数時間で一過性の嘔吐や下痢を発症し，軽症で終わる原因不明の食中毒が発生しました。これを機に注目され，ヒラメからクドア・セプテンプンクタータが多く検出されたことにより，クドア・セプテンプンクタータが人に下痢症状などを引き起こすことを明らかにしました。厚生労働省は，前述のサルコシスティス同様，2011年（平成23年）6月より食中毒対応を行いました。

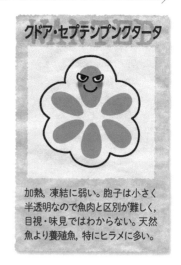

クドア・セプテンプンクタータ

加熱，凍結に弱い。胞子は小さく半透明なので魚肉と区別が難しく，目視・味見ではわからない。天然魚より養殖魚，特にヒラメに多い。

## 1. クドア・セプテンプンクタータとは？

クドア・セプテンプンクタータ（*Kudoa septempunctata*（以下，クドア））は，ミクソゾア門（Myxozoa）クドア（*Kudoa*）属の，主に海産魚の筋肉に寄生する粘液胞子虫の一種で，ヒラメから見つかった新種の寄生虫です。大きさは幅10μm強，長さ10μm弱で，胞子は星形をしており，5〜7の極囊を有しています（**写真2.18**）。生活環についてはまだ明確になっていません。しかし，*K. septempunctata*

**写真2.18** クドア・セプテンプンクタータ（光学顕微鏡）

以外のクドア属で生活環が解明されているものについては，多毛類（ゴカイ）と魚類の間を行き来し，それぞれに寄生しているとされています。人などの哺乳類には寄生しません。

## 2. 症　状

食後数時間程度（4〜8時間）で発症し，主な症状は下痢，吐き気，嘔吐などですが，なかには発熱，腹痛などの症状を伴う事例もみられます。症状は軽く，翌日には治っている場合が多いので，後遺症の報告はありません。推定される発症摂取胞子数は$7.2 \times 10^7$個とされています。

## 3. 発生状況

厚生労働省ではクドアを2010年に食中毒に指定，これまで原因不明であった病因物質がクドアであると判明したため2011年より食中毒統計表に集計するようになり，ヒラメの刺身を原因食品として年間20例前後の報告があります（**表2.4**）。

## 4. 予防対策

クドアは加熱（中心温度75℃以上で5分以上）または凍結（−15℃〜−20℃で4時間以上）することにより病原性を示さなくなります。生産履歴などでヒラメを冷凍しているか，加熱工程があればクドアによる食中毒を防ぐことができます。

ヒラメは生で食べることが好まれますが，冷凍すると品質が低下することか

表2.4 クドアによる食中毒の発生状況

| 発生年 | 件数（件） | 摂食者数（人） | 患者数（人） |
|---|---|---|---|
| 2010年 | 1 | 534 | 113 |
| 2011年 | 31 | 1477 | 510 |
| 2015年 | 17 | 358 | 169 |
| 2019年 | 17 | 356 | 688 |
| 2020年 | 9 | 230 | 88 |
| 2021年 | 4 | 57 | 14 |

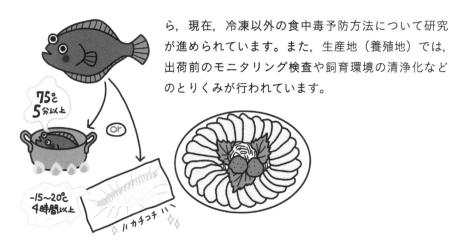

ら，現在，冷凍以外の食中毒予防方法について研究が進められています。また，生産地（養殖地）では，出荷前のモニタリング検査や飼育環境の清浄化などのとりくみが行われています。

## 5. 事例 こうして起きた！ クドアによる食中毒

### ～施設の昼食にヒラメを食べて食中毒～

　2011年（平成23年）10月，奈良県にある施設から保健所に，食中毒の疑いがあるとの連絡を受け，調査をしました。施設で昼食の弁当を食べた20人のうち14人が3〜8時間後に吐き気，嘔吐，腹痛を，次いで発熱，下痢等の症状を呈していたことがわかりました。症状の平均持続時間は，それぞれ3時間半〜6時間と短く，比較的軽症でした。施設に保管されていた患者らにお造りとして提供した残りのヒラメと，食べ残しのヒラメからクドア胞子を検出しました。さらに患者4人の糞便からもクドア遺伝子を検出したことから原因はクドアと判断しました。

# 2.5.3　アニサキスによる食中毒

国内のアニサキス症は1965年（昭和40年）に報告されて以降，数多くの発生が報告されていました。寄生虫による感染は食品を媒介することから1999年（平成11年）に食品衛生法施行規則の一部改正（厚生省令第105号）により，アニサキスも食中毒原因物質として具体的に例示されるようになりました。したがって，アニサキスによる食中毒が疑われる場合は，医師は24時間以内に最寄りの保健所に届け出ることとされた結果，毎年300件以上の届出がされています。

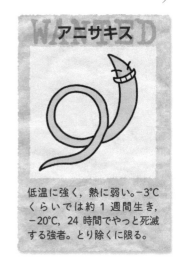

アニサキス

低温に強く，熱に弱い。−3℃くらいでは約1週間生き，−20℃，24時間でやっと死滅する強者。とり除くに限る。

## 1. アニサキスとは？

アニサキスは，アニサキス亜科幼虫（Anisakidae）の総称で，成虫はイルカ，クジラ，アザラシ，トドなどの海洋に生息する哺乳類の胃に寄生する長さ20〜30 mm，幅0.5〜1 mmの線虫です（**写真2.19**）。海洋性哺乳類から排泄された成虫の卵は海水中で幼虫となり，次に第一中間宿主のオキアミに食べられ，幼虫はその次に海産性のあらゆる魚やイカに保有されます。アニサキスの幼虫をもったオキアミや魚類などが終宿主の海洋性哺乳類に食べられ，食物連鎖が形成されます（**図2.28**）。

## 2. 症　状

アニサキスの多くは魚介類の内臓に寄生しています。一部のアニサキスは魚介類の筋肉部（刺身の部分）に移行します。このアニサキスが寄生した魚介類を，生または生に近い状態で食べると，アニサキスが胃や腸の壁に突き刺さることがあり，その多くが食後8時間以内に「アニサキス症」と呼ばれる激しい腹痛を起こします。急性胃アニサキス症は，汚染された刺

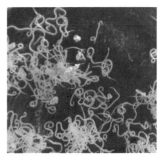

**写真2.19**　アニサキス

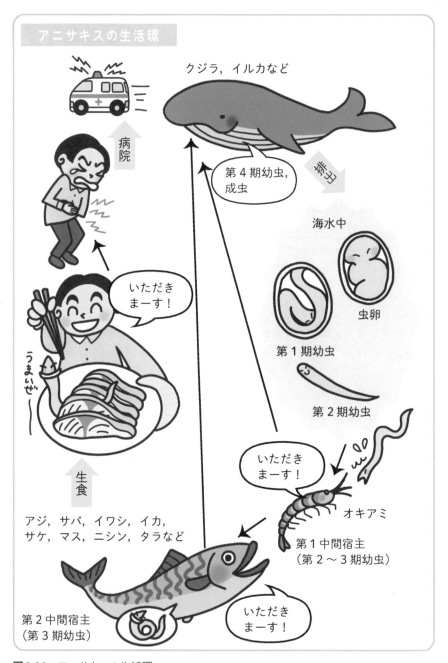

**図2.28** アニサキスの生活環

身などを食べて，数時間後から十数時間後に心窩部（みぞおち）に激しい痛み，悪心，嘔吐を起こします。胃アニサキス症は内視鏡により虫体を除去します。アニサキスにはタンパク質のアレルゲンをもつものがあり，蕁麻疹などアレルギー症状を起こすこともあります。普通は感染から3週間で自然に消化管内から消失します。慢性胃アニサキス症は，自覚症状がない場合が多く，多くは偶然，画像診断で発見されます。アニサキスによる死亡例は報告されていません。

## 3. 発生状況

　魚介類を寿司や刺身で生食する習慣のある日本ではアニサキス症の発生は諸外国に比べて非常に多く，食中毒として報告された例は年間200〜500件です（**表2.5**）。原因となった海産性魚類はサバ（〆鯖を含む）が最も多いですが，アジ，イカ，イワシ，カタクチイワシ，メジマグロ，サケ，カツオなど多種類の魚です。アニサキスの保有状況は同じ魚種であっても季節や生息海域または個体差により大きく異なります。

　アニサキスによる食中毒は，複数人がともに食事をしても，発症する人はほとんどが一人です。アニサキスを魚といっしょに食べても必ずしも発症するとは限りません。

**表2.5**　アニサキスによる食中毒の発生状況

| 発生年 | 件数（件） | 患者数（人） |
| --- | --- | --- |
| 2017年 | 230 | 230 |
| 2018年 | 468 | 468 |
| 2019年 | 328 | 336 |
| 2020年 | 386 | 396 |
| 2021年 | 344 | 354 |

## 4. 予防対策

　アニサキスをとり除くことにつきます。魚介類の内臓から筋肉にアニサキスが移行することから早めに内臓をとり除き，冷蔵保存することや内臓に近い部分にアニサキスがいないかよく見て調理することです。

　アニサキスは，熱に弱く，60℃，1分以上で死滅します。低温には強く，－3

℃で1週間以上生きているので注意が必要です。しかし，中心部まで－20℃で24時間以上冷凍すると死滅させることができます。

## 5.　〔事例〕　こうして起きた！　アニサキス食中毒

### 〜自宅で〆鯖をつくって食中毒〜

　2020年（令和2年）1月29日，医療機関から保健所に胃アニサキス症を診断した患者の届出がありました。調査したところ家族4人のうち1人が夕食後3時間すぎに激しい腹痛，吐き気，血液が混じった嘔吐を起こし，アニサキス症の症状でした。夕食の献立に「〆鯖」があり，原因食品と考えられました。国産の加熱用サバ1尾（冷蔵品）をスーパーから当日購入し，家庭で内臓を除去して「〆鯖」としました。

　サバは水揚げから2日以上経っており，内臓のアニサキスが筋肉部位に移行したものと思われました。冷蔵サバは冷凍処理もされておらず，酢でしめた程度ではアニサキスを死滅させることはできません。

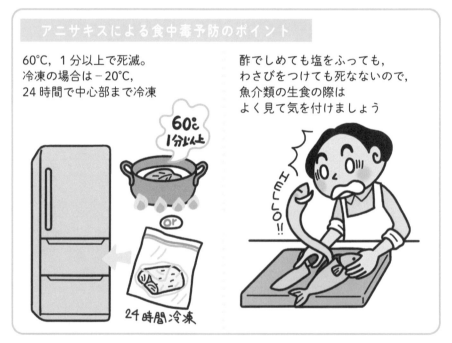

**図2.29**　アニサキスによる食中毒予防のポイント

第 **3** 章

▼

# さまざまな食中毒
## 自然毒・化学物質 編

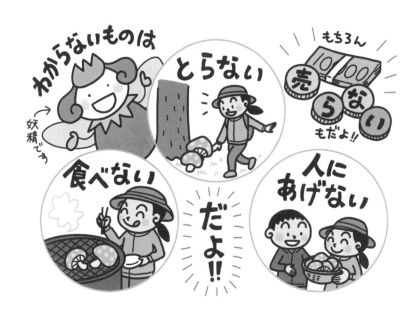

# 3.1 動物性食中毒

　動物性自然毒はフグによる食中毒が毎年のように発生しています。フグ料理は都道府県にそれぞれ条例があり，調理師免許を取得している人や，講習を受けた人でなければ調理ができません。フグ中毒の大多数は素人が釣って自ら調理をして中毒を起こし，なかには死亡する例がみられます。アオブダイによる中毒も発生し，肝臓を食べて死亡した例もみられます。

## 3.1.1 フグによる食中毒

### 1. フグについて知っておこう！

　フグ（河豚，フグ科（Tetraodontidae）に属するものの総称）は，高級食材のひとつという反面，フグ毒をもち，危険であることも多くの人に知られています。フグは種類も多く，フグの種類により毒性も食べられる部位も異なり，生育環境によっても毒の強さが異なるといわれています。そこで各都道府県によっては，ふぐを専門に調理するための講習や試験を行い，ふぐ調理師免許や資格を知事が与えているところもあります。

　毎年フグによる食中毒はくり返し発生しています。なかでも2012～2021年（平成24年～令和3年）のフグによる食中毒の原因となった

動物性食中毒のなかで最も強い毒をもつ。主な毒性物質はテトロドトキシン。重篤化すると死に至る。

場所を示した**図3.1**を見ていただくとわかりますが，家庭で起こる率が極めて高いという特徴があります。

　家庭で起こる原因としては，自分でフグを獲って調理し，自分あるいは家族が食べて中毒を起こす事例が多くみられます。フグ中毒が起きた家庭では，フグというだけで種類がわからずに食べたり，調査する時点ですでに廃棄して残りがなかったりすることが多いため，発生件数が多いわりにはフグの種類は明確になっ

ていません。それでも調査によりわかっているフグの種類として挙げられているのは，最も多いものでコモンフグ（10件），次いでトラフグ（8件），ショウサイフグ（7件），マフグ（5件），ヒガンフグ（4件），このほかにもサバフグ，ハコフグ，クサフグなどがありますが，かなりまれです。

## 2. ◆事例▶ こうして起きた！ フグによる食中毒

### ～ふぐの寄せ鍋で食中毒～

　2016年1月正午頃，担当医から奈良県の保健所に連絡が入りました。女性がフグを大阪市内で入手し，男性と野菜などといっしょに調理し，寄せ鍋として食

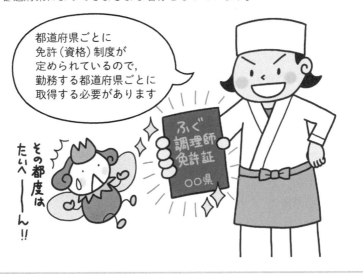

食中毒の豆知識　　**ふぐ調理師とは？**

　「ふぐ条例」等に基づき，都道府県知事が行うふぐ調理師試験により免許（資格）を取得した人を「ふぐ調理師」としています。この免許（資格）は，都道府県ごとに条件を定めているので，特段の定めのない限り該当する都道府県のみでしか免許（資格）は通用しません。よって，勤務先の都道府県でその都度免許（資格）を取得する必要があります。後述する事例を含め食中毒の発生状況を考えると，全国で統一した免許（資格）制度で管理されることが望まれます。

　「ふぐ調理師」は「ふぐ取扱者」「ふぐ処理師」「ふぐ包丁師」「ふぐ取扱登録者」など，都道府県によってさまざまな名称をもっています。

都道府県ごとに
免許（資格）制度が
定められているので，
勤務する都道府県ごとに
取得する必要があります

その都度はたいへーーーん!!

ふぐ
調理師
免許証
〇〇県

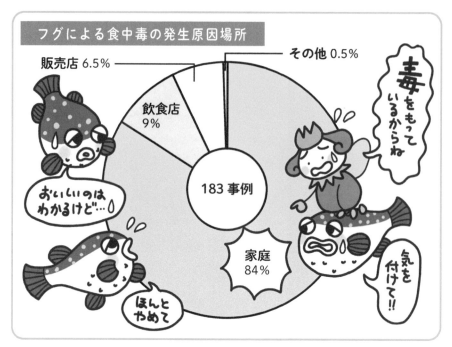

**図3.1** フグによる食中毒の発生原因場所

べたところ，2人とも嘔吐，しびれ，脱力感，全身麻痺の食中毒様症状を呈し，救急搬送され入院しました。保健所の調査で，すでに残りはなく，フグの種類はわかりませんでしたが，鍋からテトロドトキシンが検出されました。

### ～ゆでたフグの内臓で食中毒～

2021年12月，広島市食品保健課によると，自ら釣ったフグをふぐ調理師資格をもっていない男性が調理し，刺身身とゆでた内臓の一部を食べました。その後，ふらついて歩行困難となり医療機関に救急搬送され入院しました。刺身だけを食べた他の家族3人に症状は出ませんでした。

### ～ふぐ刺と肝などを食べて家族で食中毒～

2021年11月，広島市内の医療機関から広島市保健所に「家庭で調理したフグによる食中毒と考えられる患者3人を診察した」と連絡がありました。保健所が調査した結果，患者は釣ったフグを家庭で調理し，夕食に家族3人で刺身と肝な

どを食べました。30分後，全員が舌と口唇のしびれ，嘔吐，めまい，呼吸困難となり，医療機関に入院，2人は翌日退院しました。患者の食べたフグの残品を鑑定した結果，「コモンフグ」であ

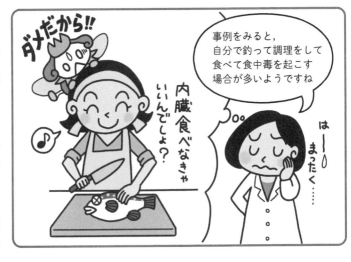

ることが判明しました。患者を診察した医師から食中毒患者の届出があったことから，フグによる食中毒と判断しました。

## 〜釣ったフグをその場で完食して食中毒〜

　2020年1月，兵庫県淡路島で，自分で釣ったフグをその場で食べた大阪市内の男性が食中毒を起こし，救急搬送されました。大阪市生活衛生課によると，男性は友人と2人で釣りを楽しみました。フグ以外の魚も釣れましたが，男性はフグだけを選び，火にかけたフライパンで焼き，頭と骨を残してほぼ完食しました。友人は口をつけなかったそうです。男性は「おかしい，息がしにくい」と，約2時間後の帰りのバスのなかで舌のしびれやめまい，頭痛や顔のほてりを発症しました。不安になった男性はスマートフォンで検索し，食べた魚が猛毒の可能性のあるフグだったことに気づいたとのことです。「もうフグは食べない」と反省したそうです。

## 〜もらったフグで食中毒〜

　2017年2月，広島市内の医療機関から広島市保健所に「フグによる食中毒が疑われる患者が入院している」と連絡がありました。保健所の調査の結果，患者は知人からもらったフグを家庭で，他の魚と煮つけにして夕食に2人で食べ，翌朝3時30分頃から2人とも手足や舌のしびれ，ふらつきなどの症状が出たため，

医療機関に救急搬送され入院しました。患者を診察した医師から食中毒患者の届出があり，患者の喫食状況および発症状況から，保健所はフグによる食中毒と判断しました。

## 3. フグによる食中毒の発生状況

2012年と2018年が12件，2015年は29件と年により差があります。また，患者数も年によって2013年が11人，2015年が41人と差があります。死亡者は2012年以降少なくなり，2014，2015，2019，2020年に各1人となっています。患者や死亡者の原因施設は家庭が圧倒的に多く，1件あたりの患者は1人が多いのが特徴です。これは自分でフグを釣って自分で調理し，自分で食べることによります。たまにもらった人も食べて中毒を起こす場合があります。

## 4. フグ毒の中毒症状

フグ毒の症状は食後20分から3時間程度の短時間で現れます。症状は口唇部および舌端に軽いしびれが起こり，指先のしびれも起こります。歩行はおぼつかなくなります。またこのとき，頭痛や腹痛を伴う場合があります。さらに症状が重くなると，全身の完全麻痺が現れ，骨格筋は弛緩し，発声はできるが言葉にならなくなります。もっと重症化すると，血圧が著しく低下し，呼吸困難となり，意識消失がみられ，呼吸が停止します。呼吸停止後，心臓はしばらく拍動を続けますが，やがて停止して死亡します。

## 5. フグの毒性物質

フグ毒の代表的な毒性物質はテトロドトキシンです。このほか4-エピテトロドトキシン，6-エピテトロドトキシン，11-デオキシテトロドトキシンなど，いくつかの近縁物質が報告されています。

## 6. フグの食中毒予防対策

厚生労働省では，ホームページなどで次のようなお知らせを出しています。

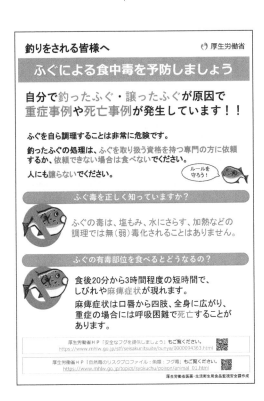

　また，各自治体でもフグに関する注意事項をさまざまなかたちで提供しています。

　再三にわたり述べていますが，フグの食中毒の原因場所は家庭が大半です。これは，フグの筋肉部は食べられますが，それ以外の部位は種類によって毒をもつ場所が異なるため，以前，自分で調理したから大丈夫という安易な考えが事故に結びつくものもあります。また家庭以外の販売店等では，小アジや豆アジをパック詰めにしたなかに種類不明のフグが混じっていて，調理するときに気が付いて販売店が回収する事例もあるので，販売店もパック詰めの魚にフグが混入していないかを十分に気を付ける必要があります。

　フグ毒は，種別のほかに，生息する海域や季節によっても毒力が異なるうえ，食べられる部位も異なります（**表3.1**）。フグの種類鑑別の知識はフグを調理するうえでとても重要です。外見が似かよったフグも多く，なかには筋肉に毒をもつものもいます。よってフグの種類をしっかり鑑別できなければとても危険です。

**表3.1** 処理等により人の健康を損なうおそれがないと認められるフグの種類および部位

| 科名 | 種類（種名） | 部位 | | |
|---|---|---|---|---|
| | | 筋肉 | 皮 | 精巣 |
| フグ科 | クサフグ | ○ | − | − |
| | コモンフグ | ○ | − | − |
| | ヒガンフグ | ○ | − | − |
| | ショウサイフグ | ○ | − | ○ |
| | マフグ | ○ | − | ○ |
| | メフグ | ○ | − | ○ |
| | アカメフグ | ○ | − | ○ |
| | トラフグ | ○ | ○ | ○ |
| | カラス | ○ | ○ | ○ |
| | シマフグ | ○ | ○ | ○ |
| | ゴマフグ | ○ | − | ○ |
| | カナフグ | ○ | ○ | ○ |
| | シロサバフグ | ○ | ○ | ○ |
| | クロサバフグ | ○ | ○ | ○ |
| | ヨリトフグ | ○ | ○ | ○ |
| | サンサイフグ | ○ | − | − |
| ハリセンボン科 | イシガキフグ | ○ | ○ | ○ |
| | ハリセンボン | ○ | ○ | ○ |
| | ヒトヅラハリセンボン | ○ | ○ | ○ |
| | ネズミフグ | ○ | ○ | ○ |
| ハコフグ科 | ハコフグ | ○ | − | ○ |

○可食部
筋肉には骨を，皮にはヒレを含む。

また釣りに行き，たまたま釣ったフグを素人が生半可な知識で調理して食べることは自殺行為に等しいものです。

　やはり，各都道府県で定められた条例等に基づき，一定の講習と試験を受けて「ふぐ調理師」等の免許（資格）を取得したふぐ調理専門の人によって調理された安心して食べることができるおいしいふぐ料理を食べることをお勧めします。

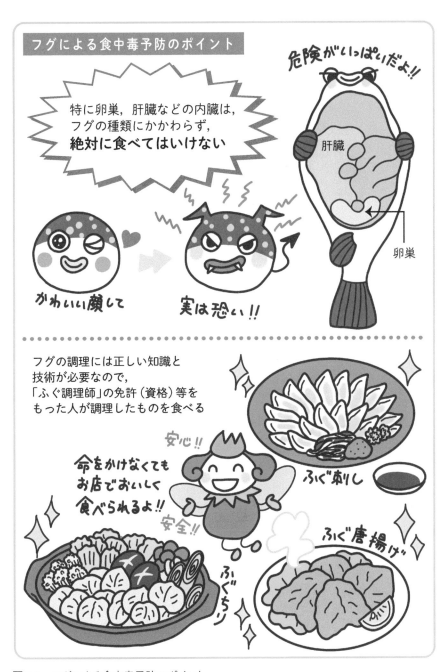

**図3.2** フグによる食中毒予防のポイント

# 3.1.2 アオブダイによる食中毒

## 1. アオブダイについて知っておこう！

　毒をもつ魚（有魚毒）はフグのほかにもいて，熱帯・亜熱帯地方に多々生息しています。特に沖縄県を中心とした地域で有魚毒による食中毒がしばしば発生しています。しかし，沖縄県などで釣りをする人の間で有毒魚を認知している人が増え，2000年（平成12年）以降，患者が少なくなりました。それでもアオブダイ（青部鯛，*Scarus ovifrons*）などによるパリトキシン様物質による食中毒や，バラフエダイ（薔薇笛鯛，*Lutjanus bohar*）などによるシガテラ毒による食中毒患者は散発的ではありますがなくなってはいません。

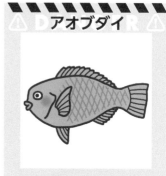

九州・沖縄などに生息。毒性物質はパリトキシンに似た物質とされているが化学構造式などが未解明。

　アオブダイは環境により毒化する可能性がある魚で，地域によっては習慣的に食用とされていて，中毒を発生しています。その原因はアオブダイが毒化するという認識が薄いことにあります。アオブダイのほかに，ハコフグ，ブダイ，ウミスズメにもパリトキシン様物質の毒が含まれています。

## 2. 　事例　こうして起きた！　アオブダイなどによる食中毒

### ～魚の毒「パリトキシン」か？　8人が食中毒～

　2020年11月25日，兵庫県赤穂健康福祉事務所は，赤穂市内の飲食店でハタ科の魚料理を食べた同市内と京都市内の計8人に全身の筋肉痛や歩行困難などの食中毒症状が発生し，うち7人が入院したと発表しました。同事務所によると，8人は21日と23日に加里屋の居酒屋で食事した18～70歳の客4組と，まかないを食べた従業員1人。いずれも「紋クエ料理」として鍋や刺身，塩焼きなどを食べました。クエと同じハタ科マハタ属などの魚類に含まれる場合がある「パリトキシン」中毒にみられる特徴的な症状であることからパリトキシンによるものと判断しました。

## ～知人にもらったアオブダイで食中毒～

2020年1月25日，鹿児島県は出水保健所管内に住む夫婦が，知人が釣ったアオブダイをもらい，同日夕に家族ら計6人であら炊きと刺身にして食べ，同日，夫婦が筋肉痛や呼吸困難

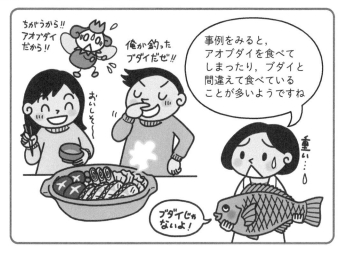

を訴え，医療機関を受診しました。その結果，アオブダイがもつ「パリトキシン様毒」による食中毒と判断されました。

## ～ブダイ科の魚を食べて死亡～

2015年2月，宮崎県によると県内に住む女性が，ブダイ科と思われる魚の煮つけを食べ，翌日体調不良を訴えて県立延岡病院に入院しました。血液検査の結果，腎不全などの症状がみられたことから，女性はパリトキシン中毒と診断され，同日死亡しました。

### 3. パリトキシン様物質による食中毒の発生状況

表3.2にパリトキシン様物質による食中毒の発生状況を示します。

発生件数は決して多くはありませんが，魚種としてはアオブダイが多く，ハコフグ，ハタ科魚種（推定）を食べた人でも食中毒が発生しています。患者の大半は自分で獲って調理をして食べた人ですが，なかにはそれを譲り受けた人もいます。発生場所としては，兵庫県，徳島県のほかに九州地方や沖縄県などで多く発生しています。

### 4. パリトキシン様物質の中毒症状

パリトキシン様物質による食中毒は，食べた直後に不快な金属味を感じるのが

**表3.2** パリトキシン様物質による食中毒の発生状況

| 発生年月 | 発生場所 | 原因魚種 | 喫食部位 | 患者数<br>（人） | 死亡者数<br>（人） |
|---|---|---|---|---|---|
| 2012年4月 | 長崎県 | アオブダイ | 筋肉・肝臓 | 3 | 1 |
| 2013年3月 | 熊本県 | クエ（推定） | 筋肉・胃 | 2 | 0 |
| 2013年11月 | 徳島県 | ハコフグ（推定） | 不明 | 2 | 0 |
| 2014年 | ― | | | | |
| 2015年2月 | 宮崎県 | アオブダイ | 不明 | 1 | 1 |
| 2016年3月 | 沖縄県 | ハコフグ | 肝臓 | 1 | 0 |
| 2016年6月 | 鹿児島県 | アオブダイ | 不明 | 2 | 0 |
| 2017年 | ― | | | | |
| 2018年 | ― | | | | |
| 2019年 | ― | | | | |
| 2020年1月 | 鹿児島県 | アオブダイ | 不明 | 2 | 0 |
| 2020年11月 | 兵庫県 | ハタ科魚類（魚種不明） | 不明 | 14 | 0 |
| 2021年 | ― | | | | |

特徴です。その後，吐き気，嘔吐，腹痛，下痢，悪寒，筋肉痛，血圧低下を呈し，重篤の場合は，顔面蒼白，虚脱後死亡することがあります。しかし，2002年以降のパリトキシン様物質による食中毒と推察される事例をみると，潜伏時間はおおむね12〜24時間と比較的長く，主に激しい筋肉痛（横紋筋融解症）の症状がみられます。このほか，呼吸困難，歩行困難，胸部の圧迫，麻痺，痙攣などを呈することもあり，やはり重篤な場合は死亡することもあります。回復には数日から数週間かかり，致死時間は十数時間から数日間と幅がみられます。

## 5. アオブダイの毒性物質

アオブダイの毒の本体は，生化学的性状がパリトキシンによく似た物質（パリトキシン様毒）と考えられていますが，化学構造等の解明に至っていないため，症状や食べた魚などからパリトキシン様物質として推定しています。

## 6. アオブダイなどの食中毒予防対策

アオブダイや熱帯・亜熱帯に生息する魚による食中毒の大半は，フグと同様，釣った魚を家庭で調理したものです。このアオブダイですが，老年魚（5〜10 kg以上）は，前額部が角ばり瘤状になったり，アオブダイ特有の鮮やかな体

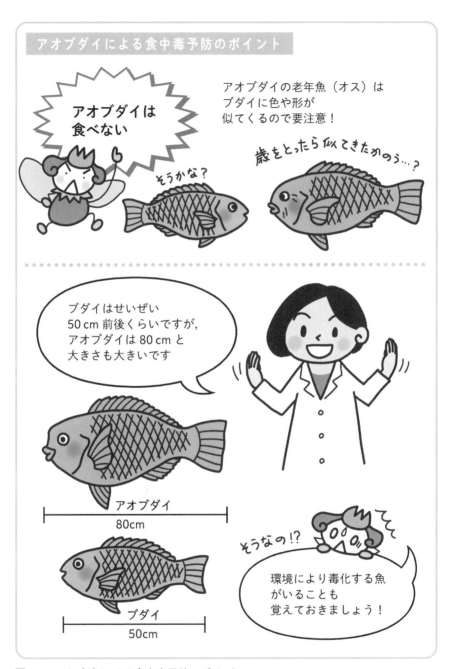

**図3.3** アオブダイによる食中毒予防のポイント

# 熱帯・亜熱帯の有毒魚

アオブダイのほかにパリトキシン様物質をもっている熱帯・亜熱帯に生息する魚は数多くいます。また，バラフエダイやバラハタ，イシガキダイ，オニカマスなど，その多くがシガテラ毒をもっていることが知られています。このシガテラ毒をもつ魚は，日本では沖縄県に多く，他の地域と比較して多く生息しています。しかし，海水温度が上昇するに伴い，九州，近畿地方と徐々に北上しています。

食中毒の主な症状は神経症状であるドライアイスセンセーション（温度感覚の異常：水に触れるとドライアイスに触ったような感覚障害），掻痒，四肢の痛みで，筋肉痛，関節痛，頭痛，めまい，脱力，排尿障害などもあります。また，消化器系症状（下痢，嘔吐，腹痛，悪心など）や循環器系症状（不整脈，血圧低下，徐脈など）もあります。死亡例は極めてまれです。神経症状は軽症で，1週間程度で治まりますが，重症の場合は数か月から1年以上継続することがあります。これらの有毒魚は捕獲した際，漁業関係者は廃棄，市場でも見つけ次第廃棄するので，流通における事故はほぼ発生していません。やはり有毒魚の食中毒の大半は，釣りをした人が自ら調理した場合が多くみられます。知らない魚を釣ったときは食べないにこしたことはありません。

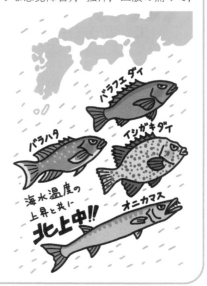

色ではなくイガメ（ブダイ）に似た体色になったりと成長過程で体色や体形が変化します。漁業関係者でもイガメと間違えるなど判別が難しいようなので注意が必要です。ちなみに，漁業関係者や釣り経験者はアオブダイを捕獲してもほとんど廃棄し，通常は流通することはありません。

前述したように，アオブダイは地域によっては習慣的に食用とされる魚なので，食習慣のある四国や九州などでは食べないように注意を呼びかけています。アオブダイ以外にも熱帯・亜熱帯海域に生息するバラハタによる食中毒も散発していますが，これは沖縄県に集中しています。

今後，地球温暖化により有毒魚は北上してくる可能性があります。アオブダイ

に限らず，魚は環境により毒化する場合があることはあまり知られていません。ですから，その点にも注意し，見慣れない魚を釣ったときには食べない，もしくは漁業関係者や魚に詳しい人に見てもらいましょう。

## 3.1.3 巻貝による食中毒

### 1. 巻貝について知っておこう！

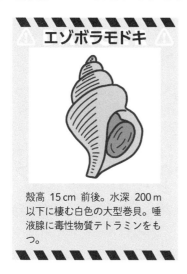

⚠ **エゾボラモドキ** ⚠

殻高 15 cm 前後。水深 200 m 以下に棲む白色の大型巻貝。唾液腺に毒性物質テトラミンをもつ。

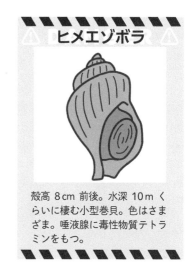

⚠ **ヒメエゾボラ** ⚠

殻高 8 cm 前後。水深 10 m くらいに棲む小型巻貝。色はさまざま。唾液腺に毒性物質テトラミンをもつ。

　エゾボラモドキ（*Neptunea intersculpta*）やヒメエゾボラ（*Neptunea arthritica*）などの巻貝による食中毒が毎年散発しています。これらの巻貝は有毒成分であるテトラミンをもっています。エゾボラモドキやヒメエゾボラ以外にもテトラミンをもつ巻貝があり，それらの貝は地域によって呼び名が異なることが中毒原因のひとつとなっています。テトラミンをもつ巻貝といっても，貝全体に毒があるのではなく，大半は唾液腺に含まれているので，その部分さえ除去すればよく，おいしい貝です。テトラミンをもつ巻貝としては，エゾボラモドキ，ヒメエゾボラのほかに，チヂミエゾボラ，クリイロエゾボラ，アツエゾボラ，チョウセンボラ，コエゾボラモドキ，マルエゾボラモドキ，ヒメエゾボラモドキ，ウネエゾボラ，エゾボラ，フジイロエゾボラがあります。

## 2. 事例 こうして起きた！ 巻貝による食中毒

### 〜販売店で購入したつぶ貝を調理して食中毒〜

2020年5月，宮城県で市内の魚介類販売店から若林区保健福祉センターに「つぶ貝を購入して食べた客が体調不良になった」と連絡がありました。また同日，市内の医療機関から保健福祉センターに「つぶ貝を食べて酩酊状態を呈している患者を診察している」との連絡がありました。保健福祉センターで患者や魚介類販売店の調査をしました。すると，患者は当該魚介類販売店で生の殻付つぶ貝を5個購入し，自宅で加熱調理を行い，翌日13時頃一人で喫食し，食後15分ほどでめまいなどの症状を呈したことがわかりました。患者が購入したつぶ貝の残品（貝殻）を確認したところ，貝の種類はヒメエゾボラと推定され，患者は自宅で調理する際に有毒部位である唾液腺を除去していなかったこと，患者の症状および潜伏期間がテトラミンによる食中毒症状と一致したこと，患者を診察した医師から食中毒の届出があったことなどからヒメエゾボラであることが特定できました。

### 〜エゾボラモドキによる食中毒〜

2019年10月，新潟県内の医療機関から保健所に「10月22日に飲食店でバイ貝の酒蒸しを食べた後，めまいや眼がチカチカするなどの症状を訴えて受診した人がいた」と連絡がありました。保健所が調査したところ，当該飲食店の当日の利用客は10人で，全員が1人あたり1〜3個のバイ貝を食べ，営業者自身も2個を食べていました。患者は2個を食べていました。患者は17時40分頃に入店し，バイ貝を食べて10〜20分後から嘔吐，めまい，眼の異常（焦点が合わない，ちらつきなど）の症状が出ました。患者以外の利用客9人のうち連絡可能であった6人および営業者自身には同様の症状がないことを確認しています。残品を新潟県水産海洋研究所で鑑定したところエゾボラモドキと思われるとの結果を受け，新潟県保健環境科学研究所で残品2個を検査したところ，それぞれ6.7 mg/個，8.1 mg/個のテトラミンが検出されました。営業者は，刺身用には唾液腺を除去して提供しているが，今回は殻長約4〜8 cmと小型のためそのまま調理したとのことで，これが原因と考えられます。

## 〜つぶ貝の唾液腺を除去せずに食べて食中毒〜

2020年11月，長野県の医療機関から長野市保健所に「つぶ貝を食べた後，めまいなどの症状を呈した患者が受診した。つぶ貝の唾液腺を食べたことが原因と思われる」と連絡がありました。保

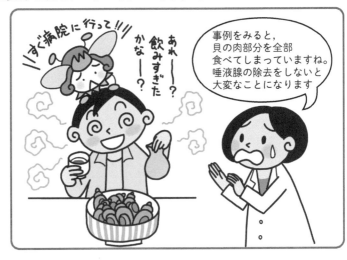

健所で調査したところ，患者は長野市外の魚介類販売店で殻付き貝を購入し，同日20時頃に調理して食べたところ，3人中2人（30代男性1人，50代女性1人）が21時頃からめまい，吐き気の症状を呈し，市内医療機関を受診しました。販売店を調査したところ，貝の種類は「つぶ貝」でした。販売店には唾液腺除去についての掲示がありましたが，患者は自宅で調理する際に有毒部位である唾液腺を除去していませんでした。また患者の症状および潜伏時間は，唾液腺の毒成分であるテトラミンによるものと一致し，診察した医師からも貝を原因とする食中毒の届出がありました。これらのことから「つぶ貝」による食中毒と確定されました。

## 〜本人からの届出があったつぶ貝による食中毒〜

2018年7月，自宅でつぶ貝の塩ゆでとうどん，きゅうりとほうれん草のサラダを食べたところ，30分後に眼の異常（複視：物が2つに見える）や頭痛，腹痛，発熱，1時間程度でしびれや運動障害等の症状などを呈したため，病院に救急搬送されました。「診察した医師から貝による食中毒なので保健所に届出するようにいわれた」と本人から保健所に連絡がありました。保健所から搬入された残品のつぶ貝の殻4個を東京都健康安全研究センターで検査したところ，いずれの貝からもテトラミンが検出されました。

## 3. 巻貝のテトラミンによる食中毒の発生状況

　テトラミンによる食中毒は毎年のように1～7件発生しています。発生場所は，2012～2022年は大半が家庭で発生しています。

## 4. テトラミンによる中毒症状

　テトラミンによる中毒症状は比較的軽く，一過性なので，死亡事例は報告されていません。食後30分から1時間で発症し，激しい頭痛，めまい，船酔い感，酩酊感，足のふらつき，眼底の痛み，眼のちらつき，嘔吐感などを呈します。なかでも視覚異常を伴うことにより，ものが二重に見えるのが特徴で，同時に吐き気やふらつきなど船酔いのような状態を引き起こします。また，酒に酔ったような症状がみられることから，中毒を起こす巻貝は地方によっては酔い貝として知られています。眠気を催すヒメエゾボラはネムリツブとも呼ばれています。

## 5. 巻貝の毒性物質

　巻貝がもつ有毒成分はテトラミンです。クリイロエゾボラおよびエゾボラモドキは唾液腺に比べて濃度は低いものの，筋肉などの可食部にもテトラミンを含むといわれています。テトラミンは神経筋遮断作用や副交感神経系の刺激作用を示します。このテトラミンですが，巻貝は肉食性であることから，捕食する魚介類を一時的に麻痺させるために神経毒であるテトラミンを生産すると考えられます。

## 6. 巻貝による食中毒予防対策

　貝をゆでた程度ではテトラミンは分解されません。ですから，調理の際に唾液腺を除く必要があります。唾液腺は慣れないと少し確認が難しいです。位置は**図 3.4**に示すとおりです。巻貝を採取したときは，巻貝に関する知識がある漁業関係者などに確認してもらいましょう。

## 巻貝による食中毒予防のポイント

巻貝は唾液腺を除いてから調理する

### 唾液腺の除き方

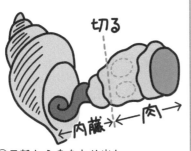

①貝殻から身をとり出し，
　内臓と肉を切断し，内臓は捨てる

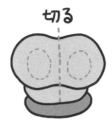

②肉部分に唾液腺が入っているので，
　肉部分の貝の蓋を下にして置き，
　身の中心部を切り開く

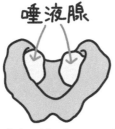

③開くと左右一対になっている
　乳白色から淡黄色をした
　唾液腺がある

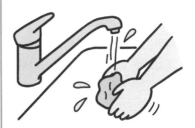

④唾液腺をとり除き，肉部分を
　十分水洗いして調理する

巻貝を採取したら
漁業関係者に確認する

**図3.4**　巻貝による食中毒予防のポイント

# 3.2 植物性食中毒

　植物性自然毒による中毒のなかで最も多いのがキノコによる食中毒です。キノコは真菌類に分類されますが，厚生労働省は，食中毒統計の分類にキノコを植物性に含めて統計を公開しています。キノコのほかには，小学校などで起こるジャガイモによる食中毒があり，そのほかにもスイセンやクワズイモ，イヌサフランなどの有毒植物について注意喚起をしています。

## 3.2.1 キノコによる食中毒

### 1. キノコについて知っておこう！

　林野庁によると，日本にはキノコが4,000〜5,000種類存在していますが，その正確な数はわからず，そのうち食用とされているキノコは約100種類，食中毒を起こす毒キノコは約40種類，それ以外の大半は食毒が不明とのことです。このことからも食用になるキノコがごくごくわずかであることがわかります。

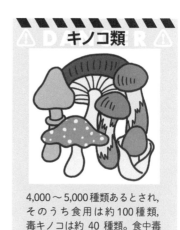

4,000〜5,000種類あるとされ，そのうち食用は約100種類，毒キノコは約40種類。食中毒のなかで死亡例が多い。

### キノコの鑑定

　キノコはシイタケを代表として，おいしくて，食物繊維だけではなくビタミンDの補給など多くの効能が知られています。市販されている栽培されたキノコは見ただけで種類がわかります。しかし，野生のキノコは栽培されたキノコとは異なりさまざまな顔をもっています。

　野生の巨大化したヒラタケはほとんどの人がヒラタケとは思わないのではないでしょうか。野生のキノコは生育している場所の日光が当たる時間や湿度など，環境条件により色や形が異なることから鑑別はとても難しく困難を伴います。標本のようなきれいな姿形をしていても，キノコは種類が多く，似ているものもあ

り，さらに大きさのほかに形や色が違う場合もあるため，形態だけでは判別が難しく，キノコにかなり詳しい人でも断定できない場合があります。

またキノコによる中毒と推察された場合，保健所の食品衛生監視員が当該場所における摂取状況や食べ残しの有無などを確認します。しかし，キノコは，煮たり焼いたり，炒めたりとさまざまな調理をされてしまうため，鑑定をさらに難しくさせます。残品がない場合は吐物を検査して有毒成分を検出します。採取した場所が特定できる場合は採り残しや切った痕跡（切断面）からある程度推察することができます。しかし，いずれの場合も食中毒を起こした患者の家に少し残っているキノコと中毒を起こしたキノコが同じであるという保証はありません。有毒成分については，近年，衛生研究所等における遺伝子解析などで推定することが可能になりました。しかしそれでも何のキノコによる中毒なのかを判定できない場合があります。ですから，キノコによる食中毒は，種類が不明とされている件数が数多くみられます。

キノコを採取する際，キノコ図鑑を見て判断する人もいると思います。図鑑には「食（食用＝食べられる）」または「毒（毒キノコ＝食べられない）」と記載されており，食べられるか否かがわかるようになっていますが，実はどちらも書かれていないキノコのほうが多いのです。何も書かれていないキノコは食べられるか否かもわからない（不明）ので，わからないものは食べないにこしたことはありません。

## キノコによる食中毒の原因として多い種類：ツキヨタケ，クサウラベニタケ

キノコの中毒はさまざまなキノコの種類によって起こっています。キノコの種類までわかったキノコを比較すると，発生件数や患者数はツキヨタケによる中毒が最も多く，次いでクサウラベニタケで，両方を合わせると65〜70%，それにカキシメジを加えると約75%を上回ります（**図3.5**）。これらはいずれも胃腸型といわれており，中毒症状としては嘔吐，下痢，腹痛などです。神経型に分類されるのはドクツルタケとシロタマゴテングタケなどですが，発生件数や患者数は少ないものの，日本におけるこれまでのキノコによる中毒死の過半数を占めています。

キノコは地味な色のものが食べられる，縦に裂けるものが食べられるなど，多くの言い伝えがありますが，いずれも例外が多く信じないほうが賢明です。

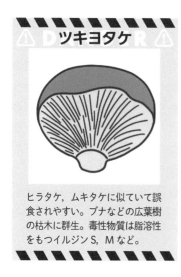

## ツキヨタケ

ヒラタケ，ムキタケに似ていて誤食されやすい。ブナなどの広葉樹の枯木に群生。毒性物質は脂溶性をもつイルジン S, M など。

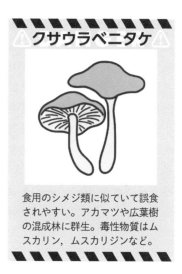

## クサウラベニタケ

食用のシメジ類に似ていて誤食されやすい。アカマツや広葉樹の混成林に群生。毒性物質はムスカリン，ムスカリジンなど。

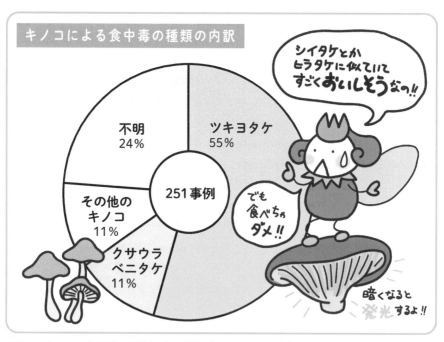

**キノコによる食中毒の種類の内訳**

251事例

- 不明 24%
- ツキヨタケ 55%
- その他のキノコ 11%
- クサウラベニタケ 11%

シイタケとかヒラタケに似ていてすごくおいしそうなの!!

でも食べちゃダメ!!

暗くなると発光するよ!!

**図3.5** キノコの食中毒の種類による内訳（2012〜2021年）

**ツキヨタケ**（*Omphalotus guepiniformis*（キシメジ科ツキヨタケ属））　暗所で青白い燐光を発することから名付けられています。夏から秋にブナの枯れ木に重なって生える毒キノコで，1回に採れる量も多く，毎年くり返し食中毒が発生しています。キノコによる中毒のなかでは，毎年最も多く中毒患者が出ています。形はヒラタケ，色はシイタケに似ていることから食べられそうと思い，採られる例が多くみられます。比較的地味な色をしていて，柄の付け根のところに黒いシミがあり，ヒダが暗闇で青白く発光する特徴があります。

**クサウラベニタケ**（*Entoloma rhodopolium*（イッポンシメジ科イッポンシメジ属））　地方によって多くの名前があります。代表的な名前として，にせしめじ（秋田，青森），うすすみ，さくらっこ，どくよもだけ，どくしめじ（秋田），いっぽんしめじ（岩手，新潟，富山，長野）などと呼ばれています。傘は灰色〜黄土色，なかには赤みを帯びるものや茶色のものもあります。食用のウラベニホテイシメジ，ホンシメジ，ハタケシメジなどと間違いやすいです。

## 2.　**事例**　こうして起きた！　キノコ類による食中毒

### 〜ヒラタケのなかに一部混入していたツキヨタケのきのこ汁で食中毒〜

　2018年11月19日11時頃，山形県立病院から保健所に2家族5人にキノコの食中毒と思われる腹痛，嘔気，嘔吐などの症状がみられ，そのうち4人が救急受診したとの連絡がありました。家族によると，山のなかでヒラタケと思い採取したキノコをきのこ汁にし，夫婦と息子夫婦および孫2人の計6人で食べたとのこと。食べた時間は，夫婦が18時30分頃，息子夫婦および孫2人は19時頃で，それぞれ約1時間半後から腹痛，嘔気，嘔吐などの症状が出ました。各家庭の夕食はそれぞれ調理したものを食べており，共通するメニューはきのこ汁以外ありませんでした。ヒラタケとして採取した調理前のものや，孫2人の吐物を山形県衛生研究所が検査をしたところ，ツキヨタケの毒性成分であるイルジンSが検出されました。この事例は食用のヒラタケのなかにツキヨタケが一部混在していたことが原因でした。

### 〜ツキヨタケの炒め物で食中毒〜

　2017年9月11日10時30分頃，山梨県内の医療機関から保健所に野生のキノコを食べた後に食中毒症状を呈した患者3人を10日22時頃診察したとの連絡が

ありました。奥
秩父の山で倒木
に群生していた
キノコを持ち帰
り，隣人に食べ
てよいか相談し
たが判断できな
かったため，少
し食べて判断す
ることとなり，
隣人にもわけま
した。キノコを
採ってきた家族

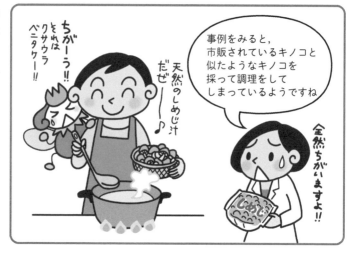

の家ではキノコの煮つけをつくり，1人で少し食べました。わけてもらった家で
はキノコをナスと炒め，2人で同日20時頃少し食べました。食べてから1時間〜
1時間半後に3人とも吐き気，嘔吐の症状が出たため病院で受診をしました。
3人とも入院はせず，当日中に帰宅しました。残っていたキノコの外観はツキヨ
タケに類似しており，キノコを割ってみたところ柄の基部付近にツキヨタケの特
徴的な黒色のしみがみられました。

## 〜大丈夫という思い込みが起こしたツキヨタケによる食中毒〜

　2015年9月23日3時頃，山形県の医療機関から保健所に「本日未明に嘔気，
嘔吐の症状で救急外来を受診した患者3人を診察したところ，毒キノコによる食
中毒が疑われる」と連絡がありました。夫婦が，近所の知人からもらったきのこ
数種を同日夕方に芋煮汁および豆腐汁にし，帰省中の娘夫婦とともに4人で22
日19時30分頃から食べたところ，4人とも食べてから1時間〜1時間半後に吐
き気，嘔吐の症状が出て，3人が23日2時頃に医療機関を受診しました。キノコ
を採った人は，知人から「食べられるキノコが生える木」として教えてもらった
樹木にツキヨタケが生えていたことから，種類がわからないにもかかわらず，食
用と思い込んで採ってしまったこと，またキノコを譲り受けた家族も採取者が採
ったものであれば大丈夫と信じ，確認することなく調理して食べたことが原因と
なりました。

## ～クサウラベニタケのお吸物で食中毒～

2017年9月15日正午頃，山形県の医療機関から保健所に「キノコの食中毒の疑いのある患者5人が同日11時30分頃受診した」と連絡がありました。14日の午前中に祖父が食用のハタケシメジと思って採り，祖母が翌朝にお吸物にし，6時30分から8時までの間に家族7人で食べました。するとその日の8時頃から6人に吐き気・嘔吐などの食中毒症状が出ました。6人のうち5人が同日11時30分頃に医療機関を受診しました。発症しなかった1人はお吸物のなかのキノコを食べていませんでした。食品衛生監視員が残品のお吸物のなかのキノコを見たところ，「クサウラベニタケ」の特徴を示すキノコが大多数確認されました。

## ～自生しているキノコを採って油炒めにして食中毒～

2014年10月5日，北海道岩見沢市内に自生していたキノコを採り，3人で油炒めにして食べたところ，1人が腹痛，嘔吐，意識障害を起こしたため市内の医療機関に救急搬送されました。

他の2人も嗜眠（意識混濁）の症状が出ました。保健所がキノコ採取場所周辺を調査したところ，該当するキノコの根部（基部）を見つけました。北海道立衛生研究所が基部を検査した結果，テングタケの毒成分イボテン酸と微量のムッシモールが検出されました。

## 3. キノコの食中毒の発生状況

2012年以降，ツキヨタケによる食中毒が半数以上を占め，次にキノコだけれどキノコの種類が明確ではないもの「不明」で食中毒を発生しています（**表3.3**）。表をみると少なくなってきているように感じますが，生育地域の気象状況によりキノコの生育が大きく異なるので，引き続き留意する必要があります。

発生場所はキノコがよく採れる新潟県，福島県，山形県，長野県，北海道などです。しかし，キノコの種類を間違えて中毒を起こす人のなかには，首都圏の人がキノコ狩りに行って，本当は知らないのに食べられそうと思い，自分で調理をして中毒を起こす例も少なくありません。

確実に食用であるといえるキノコ以外は食べないほうが賢明です。また野生の食用キノコのなかに一部毒キノコが混生していることが時としてあるので，キノコを採取する際は十分に気を付ける必要があります。

**表3.3** キノコによる食中毒の発生状況と種類の内訳

| 発生年 | ツキヨタケ | クサウラベニタケ | その他のキノコ | 不明 |
|---|---|---|---|---|
| 2012 | 20 | 5 | 2 | 10 |
| 2013 | 12 | 4 | 2 | 21 |
| 2014 | 14 | 7 | 2 | 6 |
| 2015 | 11 | 4 | 2 | 9 |
| 2016 | 18 | 4 | 9 | 9 |
| 2017 | 5 | 3 | 2 | 2 |
| 2018 | 6 | 3 | 5 | 3 |
| 2019 | 14 | 1 | 4 | 1 |
| 2020 | 14 | 4 | 4 | 1 |
| 2021 | 5 | 2 | 1 | 0 |

各県では下記のような注意喚起をしています。

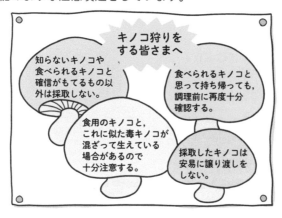

## 4. キノコ毒の中毒症状

　症状により分類されます。食中毒事例の多いツキヨタケやクサウラベニタケは、いずれも嘔吐や下痢を伴う胃腸障害型に分類されています。

**ツキヨタケ**　食後30分から2時間くらいで嘔吐、下痢、腹痛などの消化器系の中毒症状が現れます。また幻覚痙攣を伴う場合もあるとの報告がありますが、2000年以降では特にそのような症状の報告は見当たりません。翌日から10日程度で回復するとされています。2000年以降はいずれも吐き気をほぼ全員が感じ、そのほかに嘔吐、腹痛および下痢などの症状が多くみられます。

**クサウラベニタケ**　嘔吐、下痢、腹痛等の胃腸などの消化器系中毒を起こしま

す。発汗などムスカリン中毒の症状も現れることがあるとされていますが，その
ような症状は2000年以降の事例では見当たりません。

## 5. ツキヨタケとクサウラベニタケの毒性物質

**ツキヨタケ**　毒性物質はイルジンSおよびM，ネオイルジンになりますが，個体
によりイルジンSの含有量が異なるとの報告があります。食べた量と症状の重さ
は必ずしも相関しません。同じツキヨタケでも部位によって含有量が異なりま
す。イルジンSは脂溶性であるため，調理すると煮汁中にも溶出し，沸騰程度の
加熱によってはほとんど分解しません。特に油で炒めるとイルジンSがよく溶出
するため，ツキヨタケといっしょに油炒めなどをした場合は，直接ツキヨタケを
食べなくても炒めた他の具材で食中毒症状を発現する場合があります。

**クサウラベニタケ**　毒性物質はムスカリン，ムスカリジン（嘔吐），溶血性タン
パク（下痢）などです。ムスカリンを含むため，副交感神経に作用して唾液分
泌，流涙，発汗，吐き気，嘔吐，下痢，脈拍数減少，循環虚脱などの食中毒症状
を現し，痙攣や昏睡などの症状も出る場合があるとの報告があります。

## 6. キノコの食中毒予防対策

　キノコによる食中毒の大半は家庭内で起こっています。自分あるいは家族が食
べられるキノコと間違って有毒キノコを採取し，それを食べて食中毒を起こし，
救急車で搬送される例が毎年くり返されています。

**ツキヨタケ**　食用のヒラタケ，ムキタケ，シイタケなどと外観が似ていて，ヒラ
タケとの誤認が多くみられます。

**クサウラベニタケ**　別名「名人泣かせ」ともいわれる毒キノコで，食用のホンシ
メジやウラベニホテイシメジとよく似ているため，食中毒が後を絶ちません。キ
ノコについてかなり熟知した人でも見誤る事例があります。

　このように，野生のキノコは種類が多いうえに鑑定も非常に難しいものが多
く，確実に鑑定されたキノコ以外は絶対に食べないことが必要です。また，キノ
コ狩りをする場合，有毒キノコが混入しないように注意することも必要です。こ
のようなキノコは食べられるなど，さまざまな「言い伝え」は例外が多く，信じ
ないことが賢明です。そして図鑑の写真や絵にあてはめて鑑定することも極めて
危険です。また食用といわれている野生のキノコも，生で食べたり一度に大量に
食べたりしないようにしましょう。（**図3.6**）

## キノコによる食中毒予防のポイント

図鑑や写真，絵にあてはめて素人鑑定をしない

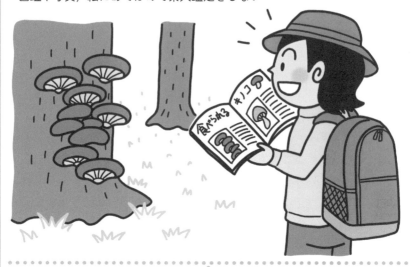

専門家により鑑定された
キノコ以外は食べない

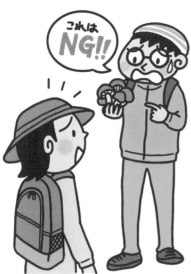

食用の野生のキノコを
生で食べたり，
たくさん食べたりしない

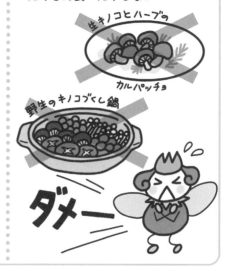

**図3.6** キノコによる食中毒予防のポイント

## <ruby>食中毒<rt>しょくちゅうどく</rt></ruby>の **豆知識** 生活に身近な場所でみられる猛毒キノコ

近年，私たちが生活する身近な場所である公園などで猛毒キノコといわれるカエンタケ（火炎茸，火焔茸，*Podostroma cornu-damae*）が見つかっています。表面はオレンジから赤色で，火が燃えているようなかたちをしています。夏から秋にかけてナラ類（ブナ，コナラなど）の地上に発生します。粘膜刺激性が強く，触っただけで皮膚の粘膜糜爛を起こします。食べると食後30分後くらいから発熱，悪寒，嘔吐，下痢，腹痛，手足のしびれなどの症状を起こし，2日後に消化器不全，小脳萎縮による運動障害など脳神経障害により死に至ることもあります。毒性物質は環状トリコテセン類のサトラトキシンHとその類縁体，ベルカリンなどになります。

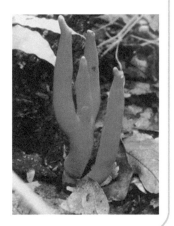

## 3.2.2 ジャガイモによる食中毒

### 1. ジャガイモについて知っておこう！

ジャガイモ（別名：<ruby>馬鈴薯<rt>ばれいしょ</rt></ruby>，ジャガタライモ，*Solanum tuberosum* L.）はナス科ナス属の植物です。食用にしている部分は，地下の茎の部分（塊茎）です。塊茎は，加熱処理をして食べるほか，デンプン原料としても利用されています。

ジャガイモは大航海時代にアメリカ大陸からいろいろなものをヨーロッパに持ち帰った代表的なもののひとつとされています。日本には16世紀末，長崎にジャワのジャカルタからオランダ船でもたらされ，17世紀末から食用になりました。ジャガイモ栽培は寒い気候がむい

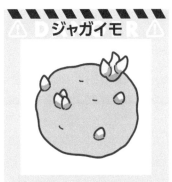

⚠ **DANGER** ⚠ ジャガイモ

毒性物質はソラニン，チャコニンなど。緑化したものや発芽部分に含まれる。子どもの場合 20 mg の少量でも食中毒を発症する。

ていることから，日本では，北海道が最大の生産地で，夏の終わりから秋にかけて収穫され，九州は春に収穫されます。

　この誰でも知っていて大好きな人が多い重要な食料源のひとつであるジャガイモですが，実は学校で栽培したジャガイモを収穫して直射日光下で乾燥し，後日食べたことによる食中毒の事例が毎年のように報告されています。

## 2.　**事例**　こうして起きた！　ジャガイモによる食中毒

### 〜小学校で塩ゆでをしたジャガイモによる食中毒〜

　2017年6月29日，愛知県の教育委員会から保健所に「小学校の児童複数名が学校で栽培したジャガイモを塩ゆでして食べたところ，体調不良になった」と連絡がありました。小学校の1クラスの児童29人と教師4人が校内で栽培したジャガイモを塩ゆでし，33人が同日11時すぎに2〜3個（直径約3cm）ずつ食べたところ，喫食約20分後から児童22人が吐き気，腹痛，頭痛等の症状を呈し，そのうち8人が医療機関で受診しました。潜伏時間は最も長い患者で2時間15分，多くは1時間以内に発症しました。患者は当日中に全員回復し，重症者はいませんでした。同じクラスでジャガイモを食べた児童のみ症状が出ました。ジャガイモ（キタアカリ，メークイン）は理科の授業の一環で栽培したもので，6月19日に収穫後，職員通用口で日光を遮断しない透明なビニール袋に入れて保管していました。その後，6月29日9時頃から教師が家庭科室でジャガイモを水洗いしたのち，皮をむかずに鍋で塩ゆでし，給食前に皮付きのまま喫食しました。調理済みのジャガイモは小ぶりで，皮が緑色で未成熟なものが多数含まれており，また芽取りが十分でないものもありました。

### 〜小学校の構内の畑で栽培したジャガイモによる食中毒〜

　2016年7月15日14時30分頃，静岡県の小児科医院から保健所に「小学校の調理実習で調理したジャガイモを食べた後，吐き気，腹痛を訴えた6年生2人が当院を受診した」と連絡がありました。主な症状は吐き気，嘔吐などで，多くの生徒が喫食後2時間以内に発症しました。食べた人は152人で，症状が出た人は25人でした。ジャガイモは理科の実験（葉の光合成）のため，毎年6年生が校内で栽培しているもので，7月12日に収穫し，ビニール袋に入れて職員室の一角で常温保管されていました。食べたジャガイモは小さく，未熟なジャガイモが多数見受けられました。

## 〜小学校で粉ふきいもにして食中毒〜

　2014年12月19日，北海道内の小学校から保健所に「学校で栽培したジャガイモをゆでて食べたところ，20分後に児童6人が吐き気，嘔吐などの症状を呈した」と連絡がありました。保健所で調査したところ，1，2年生児童および教員，保護者など合わせて147人のうち93人に腹痛や嘔吐などの症状が出て，うち25人が同市内の医療機関を受診しました。受診した患者らは，理科の学習で栽培した男爵いもを家庭科の調理実習の食材として使用していました。調理実習では，比較的大きいジャガイモは皮をむき，ゆでて粉ふきいもとし，小さいジャガイモは皮付きのままゆでて食べていました。小学校では花壇にジャガイモを比較的浅いところにたくさん植え，間引きをしていなかったことなどから密集して生育していたと思われます。さらに長梅雨の影響により，直径3cm程度，約20gの小さい未成熟なジャガイモが収穫されました。ジャガイモは収穫してから2日間，泥付きのままザルに入れ，校舎内の直射日光が当たらない暗闇ではない場所で保存されていました。調理実習の際は粉ふきいも用のジャガイモの大きな芽は包丁でそぎとり，皮をむいていました。しかし，小さなジャガイモについ

ては目立つ芽を指でつまみとってとり除いており，若干緑色になっていたジャガイモが混ざっていたとのことです。小さく未熟なジャガイモを食べたこと，緑色になったジャガイモを食べたこと，芽の除去が不十分であったことから

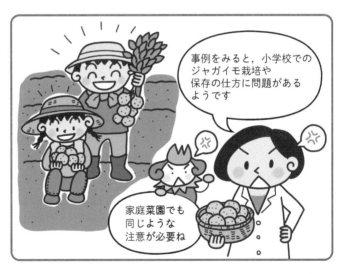

食中毒が発生したと考えられます。

## 3. ジャガイモによる食中毒の発生状況

　毎年のようにジャガイモを食べて食中毒を起こす事例がみられます。発生場所

は小学校が多いですが，幼稚園や中学校でもみられます。いずれもジャガイモを収穫した後，時間の関係でその日には食べず，1〜2週間経ってから調理をして食べたことによるものです。発症の要因は1〜2週間の保管方法にあります。直射日光下で保存すると，皮が緑に変色（緑化）します。緑化した部分には芽の部分と同様にソラニン，チャコニンが多く生成されるため中毒を起こします。

## 4. ジャガイモの中毒症状

　主な症状は，食後30分から半日で，吐き気，嘔吐，下痢，腹痛などがみられます。なかにはピリピリするなど舌のしびれを訴える例もあります。日本ではあまり重症例の報告はありませんが，めまい，動悸，耳鳴り，意識障害，痙攣，呼吸困難，ひどいときは死に至るという報告もあります。

## 5. ジャガイモの毒性物質

　毒性物質はソラニン（$\alpha$-solanine），チャコニン（$\alpha$-chaconine）などがあります。200 mg程度の量で発症するといわれています。しかし，小学生くらいでは感受性が高いため，1/10程度の少量でも発症します。また，残品を検査した事例をみると，大人の場合でもソラニン，チャコニンの合計が30 mg程度でも中毒を起こした例があります。

## 6. ジャガイモの食中毒予防対策

　ジャガイモは高温，多湿のところで保存すると発芽しやすくなり，発芽部分には有毒物質があることはよく知られています。発芽しているジャガイモの芽の部分は大きくそぐ必要があります。また，収穫後，日光が当たるところに保存すると緑化することがあります。緑化した部分は発芽部分とほぼ同程度のソラニンやチャコニンを含むため，保存するときには日の当たらないなるべく風通しのよい涼しいところに置くことが必要です。食べる前には必ず緑化していないかを確認しましょう。自分で栽培をすると小さいジャガイモを食べたくなる気持ちもわかりますが，あまりに小さいジャガイモはソラニンやチャコニンなどの毒性物質が多く含まれていることも覚えておきましょう。ソラニンとチャコニンは同じジャガイモでも内側と外側の部分を比較すると，外側に多く含まれています。また，男爵よりもメークインに多く含まれているというように，部分や種類などによっても異なることがあります。

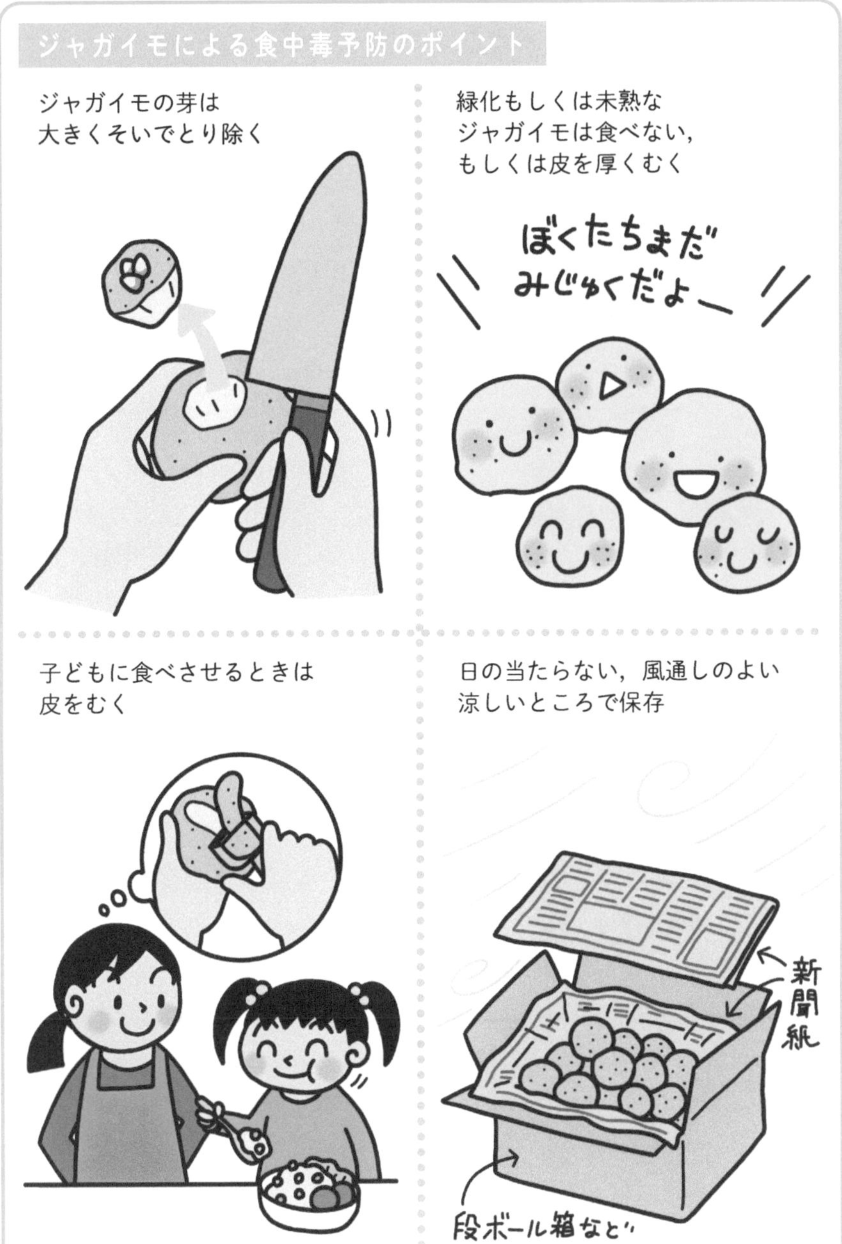

**図3.7** ジャガイモによる食中毒予防のポイント

## 食中毒の豆知識　油で揚げた食品：ポテトチップス

　ポテトチップスなどの油揚げ食品は古くなると食味が悪くなり，さらに古くなると下痢などを起こすことがあります。賞味期限などが書かれていますが，実際に食べられる期間は保存方法によって著しく異なります。商品劣化の最大要因は太陽光線です。ですからそれを避けることが大切です。では食べられるか否かの判断はどのようにすればよいでしょうか。指導基準で「菓子は，その製品中に含まれる油脂の過酸化物価（POV）が50を超えるものであつてはならない」という決まりがあります。一般に市販のもののPOV値は20程度ですが，食中毒を起こす油はPOV値100以上です。自宅では測定できませんが，よい方法があります。たとえばポテトチップスの袋の上部の隅をはさみで切り，そこに鼻をつけてにおいを嗅ぎます。おいしそうなポテトチップスのにおいがすれば，安心して食べてもよいですが，ポテトチップスのにおいがしなければPOV値が60程度。味はわかりませんが食中毒は起こしません。POV値が100程度になると，いちばん的確なのが番傘のにおい（番傘のにおいがわからない人は蝋のようなにおい）が強くなります。風邪を引いていたり鼻炎を起こしたりしていない限り判定はできます。しまっておくときは引き出しなどの暗くて涼しい場所がおススメです。

> いいにおいならOK！においがしなければ食中毒にはならない。蝋のにおいは食べちゃダメ！

暗くて涼しい場所に保存してね！

くんくん

POTATO

　このような知識は学校におけるジャガイモ栽培だけではなく，家庭にもあてはまることです。覚えておきましょう。

## 3.2.3　スイセンによる食中毒

### 1. スイセンについて知っておこう！

　スイセン（水仙，*Narcissus tazetta*）は，ヒガンバナ科スイセン属の多年草で，一般的にスイセン属の総称を「スイセン」といっています。原産は地中海沿岸からアフリカ北部で，日本では温暖な地域の海岸に生息しています。日本で

は，冬から春にかけて白や黄色の花を咲かせる
ニホンスイセンやラッパスイセン（西洋スイセ
ン）が多くみられます。地下に鱗茎（鱗片が重
なり球状になったタマネギ様のもの）がありま
す。観賞用にさまざまな種類が栽培され，スイ
センがもつ独特の強い香りを好む人が多くいま
す。このように観賞用として好まれているスイ
センですが，なぜか毎年のように食中毒が発生
しています。

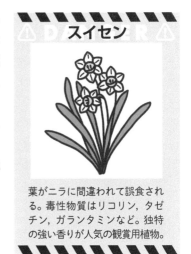

スイセン

葉がニラに間違われて誤食され
る。毒性物質はリコリン，タゼ
チン，ガランタミンなど。独特
の強い香りが人気の観賞用植物。

## 2. 事例 こうして起きた！ スイセンによる食中毒

### 〜タマネギだと思ってカレーライスに入れて食中毒〜

　2019年4月14日21時15分頃，福井県内の医療機関から保健所に「自宅で調
理したカレーにスイセンを誤って入れ，食べた家族が食中毒になった。有症者の
うち1人は入院している」と連絡が入りました。保健所が調査したところ，家族
5人中2人は14日の18時45分頃から自宅で調理したカレーを食べ，約20分後に
吐き気，嘔吐などの症状が出ました。カレーの食べ残しにスイセンの葉があり，
採取した場所に自生していた植物の鱗茎（球根）からスイセンであることがわか
りました。発生の原因は，自宅前の道路脇に自生していた植物の葉がニラに，鱗
茎がタマネギに似ていることから食べられるものと思い込んだことでした。自宅
に持ち帰ってよく洗い，台所に置いておきました。その後，家族が葉や鱗茎を切
ったものをカレーの具材として調理しました。1人は採取したものをスイセンで
はないかと疑っていましたが，その後，カレーに入れられたことに気が付かず食
べたとのことです。病院に行かなかった2人はあとで同じカレーを食べて同様に
発症してしまいました。1人はカレーを調理後に外出したため食べておらず難を
逃れました。

## ～ノビルにスイセンが混在しているのに気付かず食中毒～

　2016年5月，長野県伊那市の小学校から保健所に「ノビルと思われる植物を食べた児童らが吐き気，嘔吐などの症状を呈している」と連絡がありました。5月6日10時40分から15分間の休み時間帯に，当該小学校の児童数人が校庭でノビルと思われる植物を採りました。担任教師がそれらの鱗茎部分のみを児童から受けとり，ラップに包んで電子レンジで約7分間加熱調理した後，給食時に各児童へ2～3個の鱗茎を味噌とともに配りました。教師1人と児童11人の計12人は12時55分頃から，味噌をつけながら一人あたり1～3個食べました。鱗茎を喫食した児童のほとんどは聞き取り調査時に「苦味を感じた」と話していました。鱗茎を食べてから5分前後に教師を含め12人中11人（発症率91.2％）が吐き気を感じ，嘔吐をしました。児童6人が医療機関で受診し，うち1人は入院しましたが，翌日には退院しました。なお，ノビルの鱗茎がもともと嫌いな児童1人は食べなかったので発症しませんでした。保健所食品衛生監視員が小学校校庭内の採取場所を調査したところ，ノビルのなかにスイセンが混じっていたことや，症状がスイセンと一致したことからスイセンによる食中毒と判定しました。

## ～にらと卵の中華スープにスイセンを使用してしまった食中毒～

　2017年5月16日13時50分頃，長野県長野市の専修学校から保健所に「今日行った調理実習で調理したにらと卵の中華スープを食べた生徒らが食中毒様症状を呈している」と連絡がありました。調理実習に参加し，中華スープを食べた専修学校の生徒10人中9人と教員2人で，喫食直後の同日12時20分頃から13時10分までの間に発症していました。主な症状は，吐き気10人，発熱7人，頭痛5人，嘔吐4人でした。調理に使用されて残っていたニラを確認したところ，葉のサイズや形態はニラと酷似していましたが，ニラ特有の臭気はありませんでした。これは，専修学校の職員が5月14日に家で採取したもので，警察の捜査でそれを採った場所からスイセンが採取されました。現地で採った葉から保健所環境衛生試験所でスイセン類に含まれるヒガンバナアルカロイドの一種であるガランタミンとリコリンを検出しました。

## ～スイセンの卵とじによる食中毒～

　2018年4月22日に，山梨県の医療機関から保健所に「ニラとスイセンを間違えて食べたことにより，食中毒症状を呈している患者を診察した」と連絡があり

ました。保健所
食品衛生監視員
が調査したとこ
ろ，夫が自宅の
庭に生えていた
スイセンをニラ
と間違えて採取
し，妻が卵とじ
に調理し，遊び
にきていた息子
家族とともに夕
食で食べたとこ
ろ，食後約30

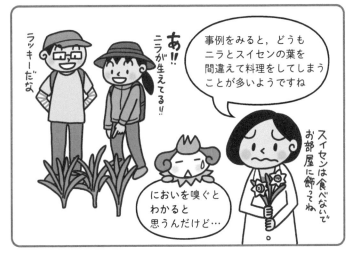

分で喫食した5人全員が吐き気，嘔吐，下痢をしました。患者宅の庭のニラとス
イセンの生えている場所が近かったこと，葉の断面の形状にスイセンの葉の特徴
が確認され，ニラ特有の臭気はなかったこと，症状の出る約30分前にニラの卵
とじを食べたと話していること，症状や潜伏期間がスイセンによるものと一致し
ていたこと，患者を診察した医師から食中毒患者届出票が提出されたことなどか
らスイセンによるものと判定しました。

## 3. スイセンによる食中毒の発生状況

　スイセンによる食中毒はほぼ毎年発生しています。ニラは食用に葉のみを採取
するため鱗茎の有無を確認せずにとり違えたものや，ニラに交じって生えていた
スイセンを気付かずに食べてしまった例などが多くみられます。また，鱗茎をタ
マネギやノビル，アサツキと間違えたことによる誤食もあります。スイセンは観
賞用として全国で栽培されるため，北海道から中国地方まで広範囲で食中毒が発
生しています。

## 4. スイセン毒の中毒症状

　喫食後30分以内の短い潜伏期間の間に悪心，嘔吐，下痢，流涎，発汗，頭痛，
昏睡，低体温などの症状がみられます。いずれも症状は軽く，短時間で回復しま
す。その理由は事例にもみられるように必ず嘔吐症状があるためといわれていま

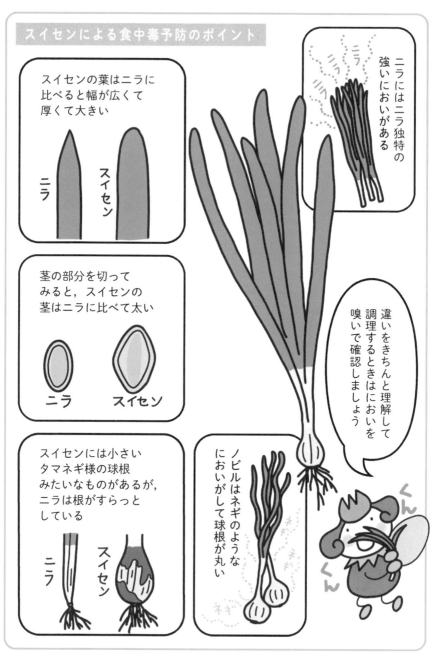

**図3.8** スイセンによる食中毒予防のポイント

す。日本での死亡例は見当たりません。海外では葉の束を喫食した小児や高齢者の死亡例があります。

## 5. スイセンの毒性物質

毒性物質はリコリンやタゼチン，ガランタミンのアルカロイド類とシュウ酸カルシウムになります。全草が有毒ですが，特に鱗茎に多く含まれています。

## 6. スイセンの食中毒予防対策

花が咲いているスイセンは間違うことはありませんが，事例からもわかるとおり，葉が成長する12〜5月にかけていっしょに植えられているニラとスイセンの見分けができずに食べてしまったり，鱗茎をタマネギやノビルと間違えて食べてしまったりする事例がみられます。スイセンを植えるときには近くにニラがないことを確認して植えましょう。

ニラは餃子の材料としても使われ，独特のにおいがあります。葉の切断面のにおいを嗅ぐだけでも事故は防げるので，においを嗅ぎ，においの確認とともに他の葉などが混じっていないかを確認すれば，スイセンによる食中毒を避けることができます（**図3.8**）。

スイセンの有毒成分であるリコリンは調理程度の加熱では分解しないので，材料段階で注意することが必要です。

---

**食中毒の 豆知識**

### スノーフレーク

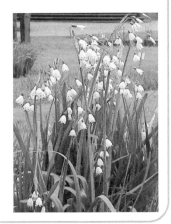

花がスズランに似て，草姿がスイセンに似ているスズランスイセンという別名をもつスノーフレーク（鈴蘭水仙，*Leucojum aestivum* L.）は，ヒガンバナ科スノーフレーク属の多年草です。ヨーロッパ中南部が原産で，北米東部では野生化しています。耐寒性があり，露地栽培しやすいので日本でも園芸植物として栽培されています。スイセン同様，花がないと葉をニラと間違えて食べ，食中毒が発生しています。中毒症状や毒性物質はスイセンと同様です。予防対策はやはり「におい」で，スノーフレークには青臭い不快臭があります。

### 1. チョウセンアサガオについて知っておこう！

チョウセンアサガオ（朝鮮朝顔, *Datura metel* L.）は，ナス科チョウセンアサガオ属の植物です。原産は東南アジアで，江戸時代から明治時代に薬用植物として入ってきた帰化・野生化の植物です。園芸用としても親しまれ，ダチュラ（ダツラ）の名で広く流通しているほか，マンダラゲ（曼陀羅華），キチガイナスビ，トランペットフラワーとも呼ばれています。全国各地に野生として生息していますが，花の形がアサガオにも似ていて小ぶりのユリのような大きさなので，観賞用の園芸植物としても人気があります。また，世界初の全身麻酔手術に成功した江戸時代の医学者 華岡青洲がチョウセンアサガオの主成分を麻酔薬として使用していたことでも有名です。

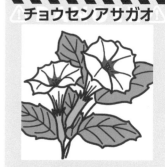

**チョウセンアサガオ**

毒性物質はアトロピン，ヒヨスチアミン，スコポラミンなど。根・茎・葉・花・種子いずれも有毒。園芸植物としても人気。

チョウセンアサガオは根，茎，葉，花，種子いずれも有毒です。似たものにキダチチョウセンアサガオ（エンジェルストランペット）やシロバナチョウセンアサガオがあります。チョウセンアサガオ属は一年草または多年草で，上向きの花をつけます。キダチチョウセンアサガオは高木または低木で，下向きの花をつけます。いずれも同様の毒成分をもっています。葉や根だけになるとチョウセンアサガオ属との有毒成分検査の判別が困難となり，キダチチョウセンアサガオが中毒原因となる場合もあります。

### 2. 事例 こうして起きた！ チョウセンアサガオによる食中毒

#### 〜チョウセンアサガオの炒め物で食中毒〜

2018年6月22日，岡山県内の病院から保健所に「70代夫婦が家庭で栽培していたチョウセンアサガオを間違って食べて，ふらつきなどの症状が出たため，夫が入院している」と連絡がありました。6月19日18時頃，妻が自宅の畑で栽培していたチョウセンアサガオを数本採り，茎と葉を炒め，夕食の1品として夫婦

で食べたところ，翌朝，夫が倒れたため医療機関に救急搬送されました。症状は意識混濁，ふらつき，眠気などで，妻にも19日の夕食後，ふらつきと眠気の症状があったことがわかりました。医師の聞きとり調査によると，夕食

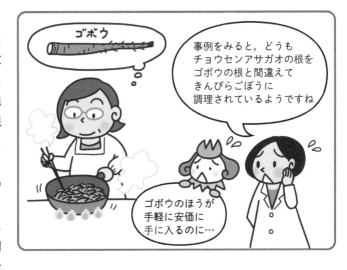

に自宅の畑で初めて栽培した珍しい植物を炒めて食べたとの証言がありました。この植物は知人から苗をもらい栽培したもので，知人からは食用植物と聞いているとのことでした。医師が自宅の畑から同じ植物を採取してもらい，確認したところ，チョウセンアサガオ属（*Datura*）と類似しており，患者の症状もチョウセンアサガオによる食中毒症状と一致していました。岡山県環境保健センターで検査したところ，茎および葉からチョウセンアサガオの成分であるアトロピンとスコポラミンが検出されました。

## ～食用ハーブとして市販されていたチョウセンアサガオで食中毒～

　1998年5月，神奈川県横浜市内の販売店でチョウセンアサガオの苗をハーブの苗として販売していました。それを市内の夫婦が購入し，葉を約30枚ゆでたのち，オリーブ油で炒めてごま和えにして食べたところ，約30分で脱力感が現れ，平衡感覚がなくなり，言語障害，意識混濁状態となりました。病院で治療を受け，3日後には回復をしました。食用ハーブとして販売した店では，商品にラベルなどの表示をしていないため，植物の種類は店員が口頭で説明しており，チョウセンアサガオのケースのそばに食用ハーブの苗が置いてあったことから，店員が間違って食用ハーブと説明したとのことです。

## ～きんぴらごぼうで食中毒～

　2008年1月，兵庫県内で家の畑から引き抜いた植物の根を使って調理したきんぴらごぼうを食べた2人が，約30分後にめまい，沈鬱（ふさぎこむ）となり，以後，瞳孔拡大，頻脈，幻視などの症状を呈して入院するという食中毒事例が発生しました。県の健康福祉事務所が調査したところ，「ごぼう」と「チョウセンアサガオの根」を間違えて採り，調理し食べていたことがわかりました。

## 3.　チョウセンアサガオによる食中毒の発生状況

　チョウセンアサガオの茎の部分が枯れ，根だけになったものがゴボウと誤認される冬と，葉や蕾（つぼみ）が食べられるものと誤認される夏に食中毒が集中しています。発生場所は北海道から九州まで全国的に散発していますが，いずれも家庭における不注意によるものです。家庭では，その多くがきんぴらごぼうとして調理されています。葉や蕾は少数ですが，天ぷらや炒め物として調理されています。死亡者は2000年以降みられませんが，中毒症状はかなりの重症例もあります。

## 4.　チョウセンアサガオによる中毒症状

　食べて約30分程度で口渇が発現し，体のふらつき，嘔気，倦怠感，眠気が出る場合が多く，その後，目のかすみ，瞳孔散大，意識混濁，心拍促進，興奮，麻痺，頻脈，妄想状態などの症状が現れます。

## 5.　チョウセンアサガオの毒性物質

　毒性物質はアトロピン，ヒヨスチアミン，スコポラミンになります。アトロピン，ヒヨスチアミンなどのトロパンアルカロイドといわれるものは，一般に副交感神経抑制作用，中枢神経興奮作用を示します。アトロピンは副交感神経を遮断し，中枢神経をはじめに亢進し，次いで麻痺させます。また，血圧の上昇，脈拍の亢進，分泌機能の抑制，瞳孔の散大を起こします。スコポラミンはアトロピンに類似の作用を示しますが，アトロピンよりも強い散瞳作用を示します。

## 6.　チョウセンアサガオの食中毒予防対策

　チョウセンアサガオの根はゴボウとよく似ているので間違えることがあるため，ゴボウの近くには植えないように注意する必要があります。ただし，春から花の咲く秋まではゴボウの葉とは異なるため，ゴボウと間違えることはありませ

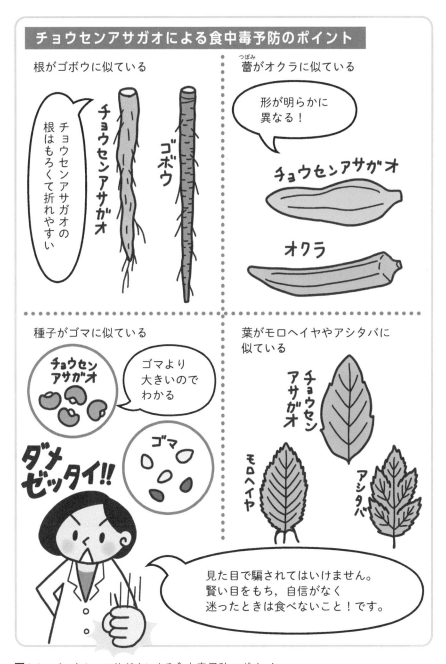

**図3.9** チョウセンアサガオによる食中毒予防のポイント

ん。しかし，葉はバジルと間違えた事例があるほか，モロヘイヤ，アシタバと類
似しているといわれています。花は観賞用にもなる綺麗な花ですので間違えるこ
とはありませんが，開花前の蕾がオクラと似ているとされ，数例ですが間違えた
事例があります。このほかにも種子をゴマと間違えた例もあります。アサガオの
種子（牽牛子：ケンゴシ）は強烈な下剤で，生薬としても有名ですが，チョウセ
ンアサガオの種子はそれよりも大きいので区別はつきます。

## 3.2.5 クワズイモによる食中毒

### 1. クワズイモについて知っておこう！

クワズイモ（*Alocasia odora*（Lodd.）Spach）
は，サトイモ科クワズイモ属の常緑性多年草で
す。葉の形がサトイモやハスイモに似ています
が，「食わず芋」と呼ばれているように食べら
れません。熱帯・亜熱帯地域に分布し，日本で
は小笠原諸島，沖縄，九州南部，四国に自生し
ています。高さが1m前後ある大きい植物で，
葉柄は60〜120cmと長くて太く，葉は光沢が
ある深緑色で，茎の先端に束生し，盾のような
かたちをしています。傘にして人が入れるほど
の大きさのものもあります。根茎は横たわった
棒状で，しばしば地表に出ます。観賞用として
は，存在感のある大きな葉と，自生とは異なり

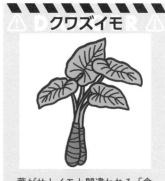

葉がサトイモと間違われる「食
わず芋」。毒性物質は不溶性の
シュウ酸カルシウム。観葉植物
として人気だが取扱注意。

地上部で膨らんで樹木のように立つ根茎が北海道を含めた広範囲の地域でインテ
リアとして人気があります。

### 2. 事例 こうして起きた！ クワズイモによる食中毒

#### 〜観賞用のクワズイモを芋と間違えて食中毒〜

2020年7月，天草広域連合消防本部から保健所に「クワズイモによる食中毒
による疑いで患者を医療機関に搬送した」と連絡がありました。保健所の調査の
結果，患者の1人が20時頃に調理したクワズイモ入り野菜炒めを男性2人で食

べ，食べた直後に唇のしびれ，喉や食道の痛みを訴え，医療機関に救急搬送されたことがわかりました。このクワズイモは患者の庭で鑑賞用植物として栽培されたもので，患者が食用の芋と間違えたもの

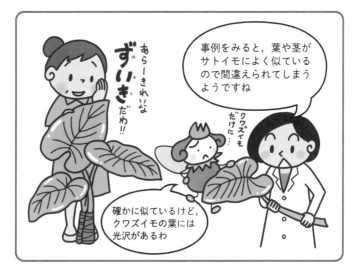

でした。保健所は，症状がクワズイモによる症状と一致したことや熊本県保健環境科学研究所の検査でクワズイモの葉からシュウ酸カルシウムを検出したこと，医師から食中毒の届出があったことからクワズイモが原因の食中毒と判断しました。

## 〜クワズイモの葉柄を食べて食中毒〜

　2021年11月，大分県は女性が誤ってクワズイモを食べて食中毒を起こしたと発表しました。発表によると，17時頃，庭に植えていたクワズイモをハスイモと間違えて採取し，葉と茎をつなぐ葉柄を調理して食べたところ，直後に口の中で痛みを感じて吐き出しましたが治りませんでした。翌日，病院で受診し，治りました。保健所によると，クワズイモに含まれる針状の結晶が痛みの原因とのことでした。クワズイモは九州各地で自生をしており，観賞用としての需要があります。ハスイモやサトイモと見た目は似ていますが，葉に光沢があればクワズイモの可能性があるとしています。

## 〜クワズイモの根茎で食中毒〜

　2013年2月，東京のグループホームから保健所に「観賞用の根茎を調理して食べた1人が焼けるような舌の痛みやしびれの症状が出た」と連絡がありました。
　保健所の調査によると，観葉植物の根茎は昼飯用に用意されたもので，職員の

1人が切れ端を食べたところクワズイモであると思われたとのことでした。調理前の根茎は，棒状で太く，葉はついていなかったものの葉跡が輪に残っており断面はサトイモに似ていました。根茎から多数のシュウ酸カルシウムの針状結晶が観察され，クワズイモを食べられる芋と勘違いしたことがわかりました。

## ～クワズイモをミズイモと間違えて食中毒～

2014年11月，佐賀県の医療施設から「ミズイモの煮物を食べて口内の激痛を訴え受診し，入院をしている患者がいる」との連絡が保健所にありました。

保健所で調査したところ，夕食の煮物にするために自宅敷地内の土手に生えているクワズイモの茎をミズイモだと思い採って調理をしました。味見のため口に入れたところ，直後に口内の激しい痛み，しびれを感じ吐き出しました。夕食前の味見であったため，その茎以外には食べていないことと，口の中に入れた直後に症状が出ていることから，植物の同定を専門家に依頼したところクワズイモと判定されました。

患者の家庭ではミズイモを自宅敷地内の畑で育てていましたが，不要になったので自宅内の土手に捨てていました。捨てた場所に生えたミズイモを毎年調理して食べていましたが，今回クワズイモをミズイモと間違えて食べてしまったことがわかりました。

九州北部ではクワズイモは自生しないことから調査したところ，家族がクワズイモを観賞用として購入しましたが，枯れてしまったため家屋外に放置していたことがわかりました。

## 3. クワズイモによる食中毒の発生状況

クワズイモの地上部はサトイモやミズイモ（田芋ともいい，九州南端～沖縄県の南西諸島まで栽培されており，葉柄の部分がシャキシャキとした食感）と似ているので，葉の部分は野菜炒めにして食べてしまう事例がみられます。また，サトイモの茎の生が芋茎，干したのが芋がらで，これらは煮物にしてシャキシャキ感を楽しみますが，クワズイモの茎は似ているため，間違って煮物にして食べてしまう事例があります。サトイモの塊茎はゆでたりふかしたりして食べるので，クワズイモの根茎も同じようにゆでたりして食べてしまう事例がみられます。

## 4. クワズイモによる中毒症状

後述する毒性物質シュウ酸カルシウムが針状結晶なので，口に入れた瞬間に針で刺されたような痛みは舌や口のなか全体，食道などで感じます。根茎はデンプンを含んでいるため十分にさらせば食べられますが，処理が不十分だと中毒を起こします。中毒症状は悪心，嘔吐，下痢，麻痺などです。また，樹液が手に触れると激しい痛みやかぶれ，かゆみを引き起こすことがあります。

## 5. クワズイモの毒性物質

毒性物質はシュウ酸カルシウムで水に溶けません。このシュウ酸カルシウムは植物中で針状の結晶として，全草に存在しています。

サトイモを触ったりずいきの皮をむくときに手がかゆくなったり，食べると舌や喉の奥が「チクチク」刺されたようなえぐみを感じることがあります。クワズイモとは含まれる量は異なりますが，これもシュウ酸カルシウムによるものです。サトイモのシュウ酸カルシウムは皮の近くや芋茎に多く含まれています。

## 6. クワズイモの食中毒予防対策

地上部（葉，葉柄）がサトイモやハスイモと似ていますが，クワズイモの葉には光沢があり，サトイモには光沢がありません。また，クワズイモの根茎は棒状で横たわっていますが，サトイモは親芋や子芋がたくさんついています。

口に含んでしまった場合はすぐに吐き出して口のなかを洗浄しましょう。根本的な治療方法はありません。樹液に触れると炎症を起こすので，切り口には気を付け，栽培している人はゴム手袋をするなどの注意が必要です（**図3.10**）。

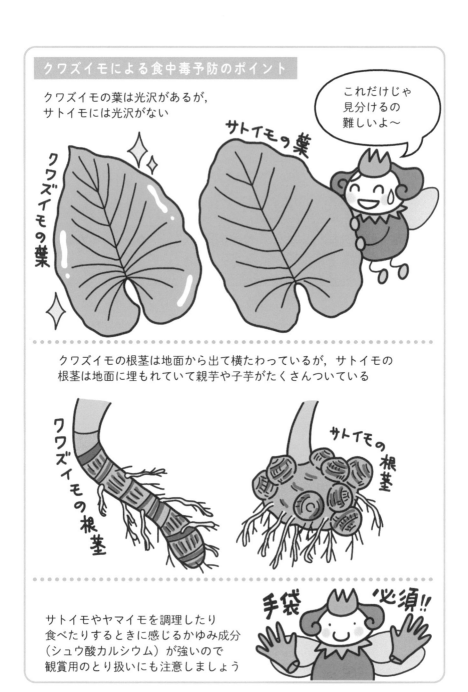

**図3.10** クワズイモによる食中毒予防のポイント

### 1. イヌサフランについて知っておこう！

イヌサフラン（*Colchicum autumnale* L.）はイヌサフラン科イヌサフラン属の植物です。ヨーロッパ中南部から北アフリカ原産の多年草で，園芸名「コルチカム」とも呼ばれ，観賞用として日本各地で栽培されています。球根を土や水のないところで放置していても9月頃に15 cmくらいの長い花筒を出してピンクの花を咲かせます。花はサフランに似ていますが，サフランはアヤメ科なのでまったく異なる植物です。イヌサフランは耐寒性が高く，何年も植えたままでも開花するため，育てやすい園芸植物として人気があります。開花後の冬から春にかけて葉が成長しますが，夏頃には葉は枯れ，翌秋に花を咲かせる頃には葉はなくなっています。

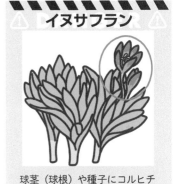

イヌサフラン

球茎（球根）や種子にコルヒチンという猛毒な毒性物質がある。葉をギョウジャニンニクと間違えられることが多い。

### 2. 事例　こうして起きた！　イヌサフランによる食中毒

#### ～ギョウジャニンニクと間違えて焼いて食べて死亡～

2018年4月24日10時45分頃，北海道内の警察署から岩見沢保健所に「4月22日に自宅の敷地内に生えていた植物を食べた家族2人が下痢，嘔吐の胃腸炎症状を呈し，うち1人が24日朝，医療機関へ救急搬送された後，死亡した」と連絡がありました。夫70代，妻60代の夫婦が，4月22日17時頃自宅に生えていた植物をギョウジャニンニクと間違えて採り，ラム肉，タマネギ，ジャガイモとともに採った葉の部分を焼いて食べたところ，同日19時頃からともに下痢，嘔吐の症状を呈し，夫はその後容態が悪化し，24日6時30分頃に搬送先の病院で死亡しました。患者は数年前にギョウジャニンニクを自宅に植えていましたが，当日採取したものはギョウジャニンニクではなくイヌサフランで，においなどをよく確認しないまま調理・喫食したため発症したと思われます。自宅で採取した場所にイヌサフランと思われる植物の刈りとられた痕跡を確認し，採取した

植物を道立衛生研究所で検査したところイヌサフランの毒性成分であるコルヒチンが検出されました。

## ～ギョウジャニンニクと混在して生えていたイヌサフランを炒めて食べ死亡～

2019年4月18日11時20分頃，群馬県内の医療機関から保健所福祉事務所に「ギョウジャニンニクとイヌサフランを間違えて喫食した可能性のある患者2人が救急搬送された」との連絡がありました。患者は70歳代の夫婦で，4月15日に知人宅の庭に自生していた野草をギョウジャニンニクとして譲り受け，17日12時30分に自宅で炒め物にして食べたところ，同日18時頃からともに吐き気，嘔吐，下痢などの症状が出て，21時40分，市内の医療機関に救急搬送されました。夫はその後転院し，入院治療を受けていましたが，22日に死亡しました。毎年知人からギョウジャニンニクを譲り受けていましたが，今回はギョウジャニンニクとして譲り受けたものがイヌサフランだったと考えられます。採取した人ももらった人もイヌサフランをギョウジャニンニクと思い込み，食べたことが食中毒の原因となりました。採取場所ではギョウジャニンニクとイヌサフランが混在して自生していたことが確認され，群馬県食品安全検査センターで分析したところ，イヌサフランの毒性成分であるコルヒチンが検出されました。

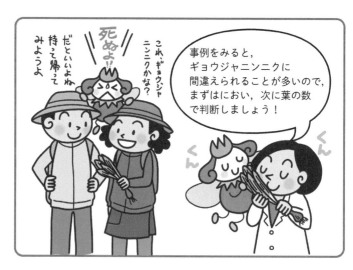

## 3. イヌサフランによる食中毒の発生状況

葉が出る春頃に，ギョウジャニンニクやオオバギボウシ（ウルイ）と間違え，球根が出回る夏から秋頃にニンニクやタマネギ，ジャガイモ，ミョウガと間違え

て食べてしまう事例が発生しています。2012〜2021年の10年間では10人もの死者が出ています。

## 4. イヌサフランによる中毒症状

中毒症状はヒ素中毒に似ていて，摂食した2〜5時間後に嘔吐，下痢，皮膚の知覚減退，呼吸困難などの症状を示します。なかには重症化して死亡する例もあります。

## 5. イヌサフランの毒性物質

猛毒のコルヒチンが球茎（球根）や種子に含まれています。コルヒチンはリウマチや痛風の治療に用いられていましたが，下痢や嘔吐などの副作用が強いので現在は使用されていません。

## 6. イヌサフランの食中毒予防対策

前述したように，イヌサフランの葉はギョウジャニンニクやオオバギボウシ（ウルイ）に，球根はニンニクやタマネギ，ジャガイモ，ミョウガと間違えて食べられています。ギョウジャニンニクには全草にニンニク臭があり，イヌサフランにはにおいがないので，まずはにおいを嗅いで確認しましょう。それでもわからない場合は葉の出方を見てみましょう。ギョウジャニンニクは1つの芽から出る葉の数が少なく，イヌサフランは1つの芽から葉が重なり合って多数出ています。オオバギボウシ（ウルイ）は成長するとしっかりとした葉柄が伸びてきます。イヌサフランの球根は直径が3〜5cmで，薄い茶色の皮に包まれており，ジャガイモのようなでんぷん質があります。ギョウジャニンニクの球根は直径が1〜1.5cmでラッキョウに似ています。ミョウガは横に根が張り，ミョウガが顔を出します。切ると香ります。

特徴をよくつかむとともに，観賞用花壇と家庭菜園の場所はきちんと分けることが大切です。

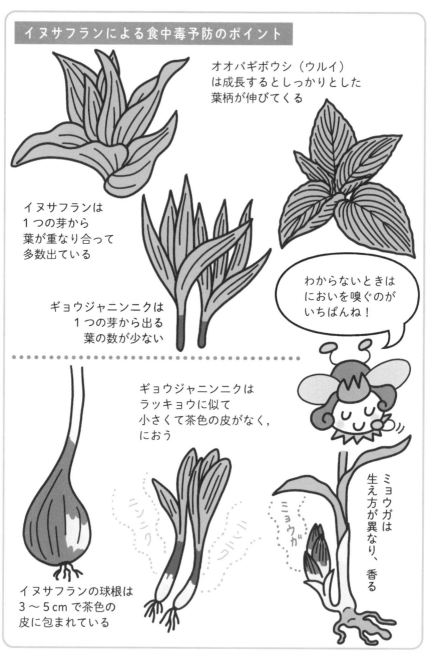

図3.11 イヌサフランによる食中毒予防のポイント

# 3.2.7　バイケイソウ類による食中毒

## 1.　バイケイソウ類について知っておこう！

　バイケイソウ（梅蕙草, *Veratrum album* subsp. *oxysepalum*）は，ユリ科シュロソウ属の多年草です。日本では北海道から九州の山林内の湿ったところに群生しています。高さが1ｍにもなり，初夏に緑白色の臭気のある花を咲かせます。やや小型の仲間にコバイケイソウがあります。コバイケイソウのほうが高地に生息しています。バイケイソウとコバイケイソウの判断は難しく，保健所の判定でも「バイケイソウまたはコバイケイソウ」というものがあります。

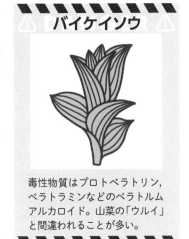

毒性物質はプロトベラトリン，ベラトラミンなどのベラトルムアルカロイド。山菜の「ウルイ」と間違われることが多い。

　古代ヨーロッパでは吐剤として利用され，生薬としては解熱剤や神経痛用の外用薬として使用されていました。しかし毒性が強いので，今は医薬品としての利用はありません。

## 2.　┃事例┃こうして起きた！　バイケイソウによる食中毒

### 〜バイケイソウのお浸しによる食中毒〜

　2016年5月2日14時頃，消防本部から保健所に「ウルイと間違えて採取したバイケイソウを食べ，胃腸炎症状を呈したと考えられる患者を医療機関に搬送する」と連絡がありました。患者（男女2人）は，前日に自宅周辺の川付近で山野草を採取し，翌日の昼食にお浸しにして食べたところ，約30分後に男性が腹部違和感，むかつき，嘔吐の症状が出てきました。女性は自力で嘔吐しましたが，口唇周囲の違和感，麻痺を訴え，2人とも医療機関に救急搬送されて入院となりました。女性は食べてから約4時間後にめまい，吐き気，嘔吐などの症状が出ましたが，2人とも翌日には症状が改善して退院しました。受診時に患者が持参した植物を確認したところ，バイケイソウであり，症状も一致しました。

## 〜バイケイソウの酢味噌和えによる食中毒〜

2005年5月6日，東京都内の病院から保健所に「バイケイソウが原因と思われる患者を診察した」と連絡がありました。患者らは5月4〜5日にかけて栃木県上都賀郡の山中で山菜採りをし，ウルイ（オオバギボウシ）と思って採りました。5日20時頃，4人で食事をした際，採取した山菜を「酢味噌和え」としてそのうちの3人が食べ，食後30分頃から，めまい，息苦しさ，激しい嘔吐および血圧低下などの症状を呈し，2か所の医療機関に救急搬送され，重症のため入院しました。患者宅に残っていた残品の野草は鑑定の結果，形態学的に山菜のオオバギボウシではなくバイケイソウと鑑定されました。東京都健康安全研究センターの検査でバイケイソウの毒性分であるベラトルムアルカロイドが検出されました。

## 〜山菜をギボウシと思ってゆでて食中毒〜

2020年4月12日20時30分頃，金沢市内の医療機関から保健所に「野草による食中毒を疑う患者3人が救急搬送され，受診している」と連絡がありました。その後の調査で，患者は1家族5人で，他の2人も別の医療機関へ救急搬送されていました。4月12日，金沢市内の山中へ山菜採りに出かけ，野草を食用のギボウシと思い採りました。帰宅後，ゆでて酢醤油，マヨネーズなどで調味し，18時30分頃から家族5人で夕食に小鉢1杯程度食べました。食後15分頃から吐き気，嘔吐，めまいなどの症状が出はじめ，5人のうち3人は19時45分頃，医療機関へ，2人は20時頃，別の医療機関へ救急搬送されました。患者が野草の残品を医療機関に持ち込んでいたことから，保健所で形態を確認したところ，バイケイソウ類と推定されました。また，岐阜県保健環境研究所食品安全

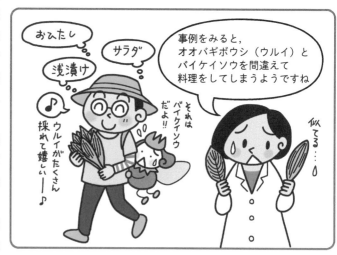

検査センターではバイケイソウの有毒成分プロトベラトリンやベラトラミンを検出しました。

## 3. バイケイソウ類による食中毒の発生状況

バイケイソウ類は山菜として人気があるオオバギボウシ（ウルイ）やギョウジャニンニクと間違えて食べる人がいるため，毎年のように食中毒が起こっています。特にオオバギボウシは，春先の芽生えや若い葉を「ウルイ」と呼び，山菜として人気があり，お浸し，酢味噌和え，味噌和え，天ぷらなどにして食べられ，このオオバギボウシとバイケイソウやコバイケイソウとの誤認が多くみられます。これらの誤認は飲食店でも発生していますが，家庭での発生が大半を占めています。ただし，死亡者はいません。発生場所は，関東地方以北の県で春先に多く発生しています。これはオオバギボウシと同じ頃に葉が出るためと推察されます。このほか，オオバギボウシの群生中にバイケイソウが混じっていて誤って食べ，中毒を起こした事例もあります。

## 4. バイケイソウ類の中毒症状

主な症状は吐き気や嘔吐です。そのほかに，手足のしびれ，脱力感，めまい，胃腸炎や下痢を伴う症例もあります。口腔内や咽頭部にやけるようなヒリヒリした感じがあり，悪寒，血圧低下，徐脈，唾液分泌亢進，複視などが起こるともいわれています。喫食後30分〜1時間で発症します。

## 5. バイケイソウ類の毒性物質

バイケイソウやコバイケイソウは全草に毒成分があります。毒性物質はプロトベラトリン，ベラトラミン，ベラトリジン，セバジンなどのベラトルムアルカロイドなどがあります。

## 6. バイケイソウ類の食中毒予防対策

バイケイソウやコバイケイソウによる中毒の大半は，食べることのできるオオバギボウシ（ウルイ）との誤認です。次のことに気を付けましょう。

◆芽生えの時期のオオバギボウシの芽は葉が巻いていますが，バイケイソウの葉は折りたたまれています。

◆少し噛んでみると，オオバギボウシには苦味はありませんが，バイケイソウや

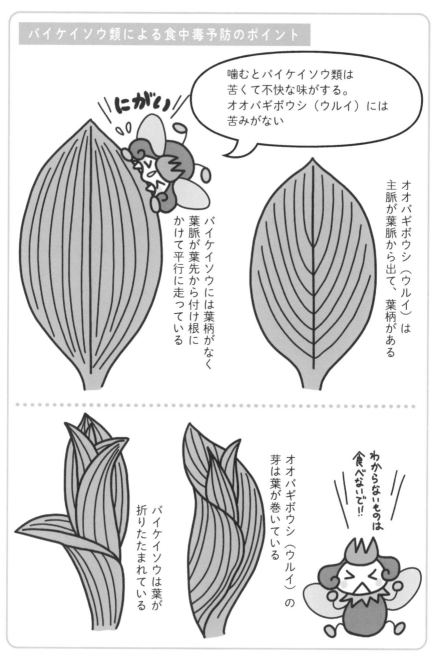

## バイケイソウ類による食中毒予防のポイント

噛むとバイケイソウ類は苦くて不快な味がする。オオバギボウシ（ウルイ）には苦みがない

バイケイソウには葉柄がなく葉脈が葉先から付け根にかけて平行に走っている

オオバギボウシ（ウルイ）は主脈が葉脈から出て、葉柄がある

バイケイソウは葉が折りたたまれている

オオバギボウシ（ウルイ）の芽は葉が巻いている

**図3.12** バイケイソウ類による食中毒予防のポイント

コバイケイソウは苦くて不快な味がします。

◆新芽や根だけで種類を見分けることは難しいので，専門家に聞くか，わからないものは食べないことです。

## 1.　トリカブトについて知っておこう！

　トリカブト（鳥兜）は，キンポウゲ科トリカブト属の多年草で，トリカブト属の総称を「トリカブト」といっています。トリカブトには多くの種類がありますが，食中毒を起こすのは主にヤマトリカブト（山鳥兜，*Aconitum japonicum* Thunb.）になります。トリカブトはどの部分も猛毒で，植物のなかでいちばんの有毒植物です。毒草の代名詞であるトリカブトは古代ローマにおいてもすでに毒性が強いことが知られており，日本でも和名を「附子」「烏頭」「天雄」といって，矢に塗る毒のひとつとして使用されていました。

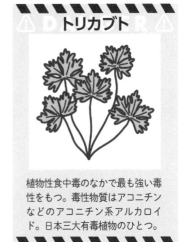

**トリカブト**

植物性食中毒のなかで最も強い毒性をもつ。毒性物質はアコニチンなどのアコニチン系アルカロイド。日本三大有毒植物のひとつ。

　現在は，同じキンポウゲ科のニリンソウや山菜のモミジガサ（シドケ）と形状が似ており，同じ場所に群生していることもあるため，間違えて食べてしまい，一命を落とす人もいます。その一方で，トリカブトの塊根を精製した生薬「附子」は，生薬名を加工ブシ（ブシ）といい，漢方薬として重要生薬のひとつとなっています。近年は公園などの身近な生活場所についてもみられるので，知識として知っておくことは大切です。

## 2.　事例こうして起きた！　トリカブトによる食中毒

### 〜トリカブトをシドケと間違えてお浸しにして食中毒〜

　2019年5月2日，山形県の医療機関から保健所に「有毒植物による食中毒症状を呈した患者が受診した」と連絡がありました。5月1日に知人が鶴岡市内の山林でモミジガサ（シドケ）として採った野草を患者が譲り受け，2日正午頃に自

宅でお浸しにして食べたところ，直後から手足のしびれ，呼吸困難などの症状が出たため医療機関を受診しました。受診後，嘔吐，不整脈，血圧低下などの症状も出ました。患者の喫食調査で，発症

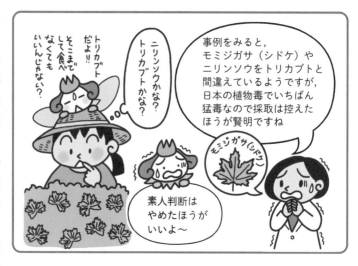

直前にモミジガサ（シドケ）のお浸しを喫食したとの申し出があり，発症状況がトリカブトの毒性成分であるアコニチン系アルカロイドによる典型的な症状に合致していました。またお浸しの残品を保健所で鑑別したところ，トリカブトが混入していることがわかりました。保健所の監視員が２日午後に患者の知人が採った場所付近を捜しましたが，モミジガサ（シドケ）はみられず，トリカブトが疎らに生育していました。また残品と患者の吐物について山形県衛生研究所で分析を行ったところ，いずれの検体からもトリカブトに含まれる毒性成分（アコニチン系アルカロイド）が検出されました。採った人は，前年に知人からトリカブトとモミジガサ（シドケ）の形態的特徴について知識を得ていましたが，特徴を逆に覚えていたため，誤って採取し，患者に譲渡したことにより本事件が発生しました。

## ～ニリンソウと間違えて２人死亡～

2012年４月，北海道函館市の住民が，野草を摘んでお浸しにして食べたところ，３人が嘔吐などを引き起こして病院に搬送され，２人が死亡しました。ニリンソウと間違えて食べたことによるものと推察されています。

## 3.　トリカブトによる食中毒の発生状況

猛毒のトリカブトによる食中毒は数は多くありませんが，広く自生している北

海道，東北地方で，4〜6月にほぼ毎年発生しています。芽吹きの頃にはニリンソウ，若葉はモミジガサ，ニリンソウ，ヨモギあるいはナンテンハギ，セリ，ゲンノショウコなど，根はショウガと誤認した例がみられます。葉が誤認されるニリンソウは三つ葉のような上品な香りがするので，お澄ましやお浸し，和え物，油炒め，天ぷらなどで食べられます。トリカブトを間違って採取した人はお浸しにして食べてしまう事例が多くみられます。

## 4. トリカブト毒の中毒症状

中毒症状は，唇や腹部，皮膚に灼熱感（焼けつくような感じ）を覚え，流延（よだれを流す），嘔吐，めまいの後，呼吸困難，心臓麻痺や呼吸麻痺を生じ，死亡する例もあります。

## 5. トリカブトの毒性物質

トリカブトの有毒成分は根だけではなく全草にあります。毒性物質は，アコニチンのほかにメサコニチン，リコクトニンなどになります。

## 6. トリカブトの食中毒予防対策

トリカブトは山林や林道などでみられ，形態が類似しているものが多く，また新芽や葉の形状がニリンソウやモミジガサ（シドケ）に似ているうえに混生することがよくあるため，採取歴の長い者でも判別が困難な場合が多く，非常に注意が必要です。ですから確実にわかっている人に確認する必要があります。花は特徴的な形状の青紫色で，誤認することもなく中毒は発生していませんが，蜜や花粉からの中毒例があります。一般に市販されている蜂蜜は，養蜂家がレンゲやアカシアなど，それぞれの花の近くに巣箱を置いて蜜を集めていますが，野生の蜂蜜はトリカブトなどの有毒な蜜や花粉が混じる場合があり，蜂蜜からアコニチンが検出される場合があります。トリカブトを誤食したと同様，嘔吐，下痢，めまい，しびれなどが起こります。野生のハチの巣を見つけても，蜂蜜を安易に食べないように注意が必要です。

植物は天然（自然）であれば安心という人がいますが，食べられるものはごくわずかです。多くはまずくて食べられません。食べられそうなものも有毒成分を含んでいるものが多く，中毒を起こすものがあります。有毒成分も少なければ中毒を起こしませんが，野草などを採りに行くときはキノコ同様，注意が必要で

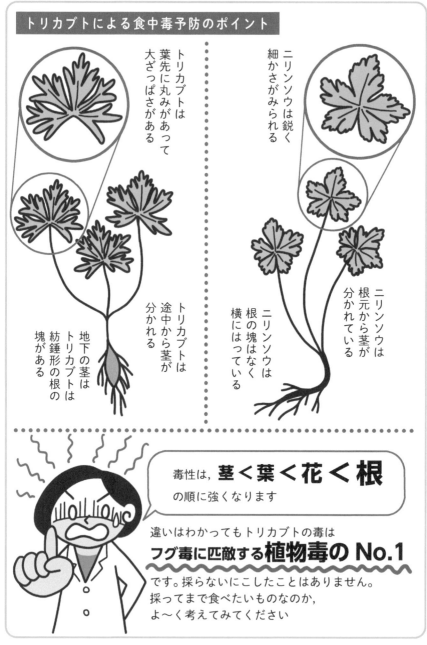

## トリカブトによる食中毒予防のポイント

トリカブトは葉先に丸みがあって大ざっぱさがある

トリカブトは途中から茎が分かれる

地下の茎はトリカブトは紡錘形の根の塊がある

ニリンソウは鋭く細かさがみられる

ニリンソウは根元から茎が分かれている

ニリンソウは根の塊はなく横にはっている

毒性は，**茎く葉く花く根**の順に強くなります

違いはわかってもトリカブトの毒は**フグ毒に匹敵する植物毒の No.1**です。採らないにこしたことはありません。採ってまで食べたいものなのか，よ〜く考えてみてください

**図3.13** トリカブトによる食中毒予防のポイント

す。また山菜を採りに行く際は，どの山菜でも共通した注意点になりますが，採ったもののなかに他の植物が混じっていないかなど注意深く確認する必要があります。

## 3.2.9　そのほかの植物性食中毒

発生件数はとても少ないですが，注意しておきたい植物を簡単に紹介します。

### 1.　ヒガンバナ

ヒガンバナ（彼岸花，*Lycoris radiata*）は，ヒガンバナ科ヒガンバナ属の多年草です。別名マンジュシャゲ（曼殊沙華）といいます。中国原産の帰化植物で，北海道と東北地方以外の日本全国の土手や道端，家の近くに繁殖しています。秋の彼岸頃に赤色の花を咲かせます。葉の時期と花が咲く時期が異なるのが特徴です。間違って葉や鱗茎，芽を食べたことによる中毒があります。中毒症状は，吐き気，嘔吐，下痢，中枢神経の麻痺などです。毒性物質はガランタミンで，全草に含まれますが，特に鱗茎に多く含まれています。

ヒガンバナ

葉がニラに似ている。毒性物質のガランタミンは全草に含まれる。お彼岸には赤い花を咲かせる。

**事例**　2019年3月11日14時頃，千葉県の住民から保健所に「自宅の庭で採った植物を使用して味噌汁をつくって食べたところ，強い吐き気を催し，嘔吐した。味噌汁を食べたときに苦味を感じたので，味噌汁が原因ではないか」と連絡がありました。患者は家族2人で，3月10日に自宅で採取した植物を翌朝調理し，7時に食べました。喫食後，約50分で強い吐き気を催し，2人とも計4回嘔吐しましたが，発症後約6時間で症状は軽くなりました。残品と患者宅で採取した植物を千葉県立中央博物館および千葉県衛生研究所が鑑定したところヒガンバナの葉であると同定され，残品および原材料のいずれからもヒガンバナ科植物に含まれる有毒アルカロイド（ガランタミン）が検出されました。

ヒガンバナは花が枯れた秋から春にかけて葉をしげらせ，夏に枯れる冬緑性と

いう性質をもっています。葉は細長い扁平状で，外観がニラに類似しています。患者が採った植物は，日光の当たらない暗所に生え，色素が合成されずに黄化していたため，通常とは異なる色で，黄化したヒガンバナの葉を「黄ニラ」であると判断して採ってしまいました。

## 2. グロリオサ

グロリオサは長さ3mにもなる蔓性（つるせい）のイヌサフラン科の多年草で，別名ユリグルマ，キツネユリともいいます。花が美しいので園芸植物として人気があります。花は夏に開花し，秋から冬に地上部は枯れて土中に細長い塊茎（球根）を形成します。塊茎はヤマイモにとても似ています。その根茎は毒性物質であるアルカロイド類のコルヒチンを含みます。過量摂取すると呼吸不全などにより死亡することもあります。*Gloriosa rothschildiana* と *G. superba* の2種がよく栽培されています。

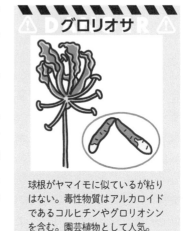

球根がヤマイモに似ているが粘りはない。毒性物質はアルカロイドであるコルヒチンやグロリオシンを含む。園芸植物として人気。

**事例** 2006年8月29日，高知市在住70代の男性が自宅の庭に自生していたヤマイモを掘りました。その際，観賞用として栽培していたグロリオサの球根（塊茎）も誤っていっしょに採り，昼食にすりおろして食べました。17時頃から下痢をしたため，翌日高知市内の医療機関で受診後，入院し，治療を受けていましたが，9月18日，コルヒチン中毒を原因とする多臓器不全により入院先の病院で死亡しました。

## 3. オゴノリ

オゴノリ（海髪，*Gracilaria vermiculophylla*）は紅藻の一種で，潮間帯付近の岩場に生育しています。テングサなどとともに寒天の原料や，刺身のつまとして利用されています。中毒症状は吐き気，下痢，腹痛で，重症の場合は血圧低下によるショック死をする場合があります。毒性物質はプロスタグランジンE2で，海藻中の酵素作用やマグロなどのアラキドン酸などから体内で短時間にプロスタグランジンE2が生成されるためと考えられています。生のオゴノリ類は紅褐色

ですが，刺身のつまとして使用されている緑色のオゴノリは石灰処理により酵素が失活するため，プロスタグランジンの生成はみられないので中毒は起こしません。

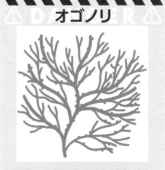

**オゴノリ**

紅藻の一種。海藻中の酵素作用などから短時間で毒性物質プロスタグランジン E2 が生成されるとされている。生食厳禁！

**事例** 1982年（昭和57年）4月9日，愛媛県東予市の保育所（園児43人，職員6人）で昼食20〜30分後に職員2人が，吐き気，嘔吐，腹痛，下痢などの症状を呈し，うち1人は入院治療を受けましたがショック状態となり，喫食約10時間後に死亡しました。死亡した患者は喫食約30分後に吐き気，腹痛，下痢を起こしましたが嘔吐はしませんでした。14時30分に医療機関を受診した際，ひきつけ，チアノーゼ，血圧低下が著しかったので，ただちに抗ショック療法を受け，一時回復しました。しかし，16時に血圧低下，ショック症状が再発したので抗ショック療法を再開，継続しましたが22時29分に死亡しました。もう1人は食べたものを嘔吐した後，症状は回復しました。保健所の調査により症状が出たのが職員に限られていたことから，職員が給食以外に食べたオゴノリが原因と推察されています。

## 4. そのほかの植物の誤認による食中毒

古来，日本では紅葉の葉やハランなどを和食などに添えて彩を楽しんでいました。近年，エディブルフラワーなど食用にできる花が普及したためか，アジサイの葉も食べて中毒を起こしたりする事例も出てきました。また，豆の一般的な調理方法は，アク抜きした後，煮ますが，テレビ番組でダイエット食品として2〜3分間炒った白いんげんを粉末にしてご飯にふりかけるダイエット法を紹介し，視聴者から激しい嘔吐や下痢などを訴える苦情が650件以上も寄せられたという事例もあります。伝統的な調理方法を変更するときには十分な注意が必要です。そのほか，植物性自然毒で中毒を起こす種類はまだまだありますが，知らない植物は食べない，よく知っているものでも有毒植物が紛れこんでいないかの注意が必要です。さらに人にあげるとき，譲り受けるときも十分注意が必要です。

# 3.3 化学物質による食中毒

化学物質による食中毒ではヒスタミンによるアレルギー様の食中毒が最も多くみられます。そのほか不注意により洗剤が酒や食品に混入してしまったものや，酸性の飲料や食品を調理器具や容器に入れたことによる金属の溶出による事例がみられます。

## 3.3.1 ヒスタミンによる食中毒

### 1. ヒスタミンについて知っておこう！

青魚（背の青い赤身魚）は体によいとされているEPAやDHAなどの高度不飽和脂肪酸を多く含む，健康的な食生活のための重要な食料のひとつです。しかし，その青魚によってヒスタミンによる食中毒を起こす場合があります。青魚の赤身には必須栄養成分であるヒスチジンが豊富に含まれているのですが，魚を捕獲してから食べるまでの衛生管理がしっかりしていないと，ヒスタミン生産菌（モルガン菌（*Morganella morganii*）など）などが増殖し，菌の酵素（ヒスチジン脱炭酸酵素）によって遊離ヒスチジンからヒスタミンが生成され汚染されます。ヒスタミン生産菌には種類がいくつかあり，近

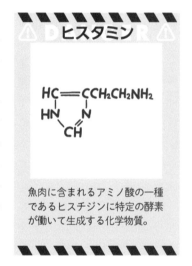

魚肉に含まれるアミノ酸の一種であるヒスチジンに特定の酵素が働いて生成する化学物質。

海に生息する魚とカジキのように遠洋で獲れる魚では生産菌が異なります。したがって，魚などを購入後は微生物性食中毒と同様，温度管理が重要になります。

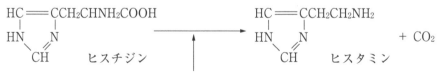

*Morganella morganii* などのヒスタミン生産菌

ヒスタミンの生成には微生物が関与していますが，厚生労働省では化学性食中毒として分類しています。

## 2. ◀事例▶こうして起きた！ ヒスタミンによる食中毒

### 〜複数の幼稚園でマグロの味噌がらめで食中毒〜

2018年9月27日13時5分，山梨県南都留郡富士河口湖町から保健所に「町内の複数の保育所で，複数の園児が昼食後に口・頬・顎・腹部に湿疹，かゆみが出ている」と連絡がありました。保健所で調査をしたところ，同町内の6保育所で職員を含め702人のうち0〜5歳児87人と職員5人の計92人に同様の症状が出ていました。各保育所の共通した食事はマグロやマグロの味噌がらめであることがわかりました。症状や発症するまでの時間がヒスタミンによる食中毒と一致していること，味噌がらめからヒスタミンが2,300〜3,600 mg/kg，食材のマグロから180〜5,300 mg/kgと高濃度に検出されたことから，各保育所で提供した食事を原因とする食中毒と判定しました。

### 〜魚介類販売業者の不適切な保存によるヒスタミン中毒〜

2016年1月21日15時頃，山梨県教育委員会より保健所に「小・中学校で同日に学校給食を食べた後，児童，生徒および教職員にアレルギー様症状が出た」と連絡がありました。保健所で調査したところ，小学校1校と中学校1校の児童，生徒および教職員の計376人のうち87人に症状が出ました。いずれも21日12時頃から学校で給食を食べはじめ，数分から9時間後（約75％は60分以内に発症）にかけて，唇のかゆみ（発症割合71.3％），腹痛（21.8％），発疹

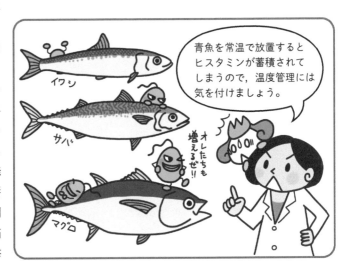

（13.8%），吐き気（12.6%）などの症状が出ました。共通して食べたものは，サンマのぽうぽう焼き，肉じゃが，キャベツのみそ汁，ごはん，牛乳でした。そのうちのサンマのぽうぽう焼きの原料であるサンマのすり身から多くのヒスタミンが検出され，一人あたりの摂食量から小学校用で約116 mg，中学校用で約135 mgのヒスタミンの摂取があったと推定されました。原因はすり身は4℃以下で保存し，消費期限は加工日を含め4日間としていたものを，卸売業者の1社が残ったすり身の表示ラベルを剝がして冷凍保存し，消費期限を145日超過していることと推定され，2日間の営業停止処分等を受けました。

## ～福祉施設でサバのオーブン焼きで食中毒～

2020年3月17日16時50分，熊本市内の福祉施設の職員から保健所に「自施設調理の昼食を喫食した複数人がヒスタミン様食中毒症状を呈した」と連絡がありました。福祉施設で調理提供されたサバのオーブン焼きを昼に食べた86人中30人が，食べた直後から約1時間の間に顔面紅潮などのアレルギー様症状を発症しました。施設の定期訪問診療医師が抗ヒスタミン薬を処方し，症状は治まりました。症状の出た人は全員がサバのオーブン焼きを食べていました。使用された原材料（サバ）は同一業者からの仕入れ品でした。施設の検食（サバのオーブン焼き，原材料のサバ）を検査したところ，高濃度のヒスタミンが検出されました。

## 3. ヒスタミンによる食中毒の発生状況

ヒスタミンによる食中毒は，食べた量により症状が異なり，また子どもと大人でも異なります。年度により患者数が大きく変動しますが，マグロやカジキのように大型の魚が原因の場合，患者数が増える傾向にあります。ヒスタミンは熱に安定なため，刺身のほかに照り焼きや干物，フライ，缶詰などでも起きています。

## 4. ヒスタミンの中毒症状

ヒスタミンを多く含む魚を食べた後，数分から30分くらいで口のまわりや耳たぶが紅潮し，頭痛，蕁麻疹，発熱などの症状を呈しますが，おおむね6～10時間で回復します。発症者の摂取量は大人一人あたり22～320 mgと報告されていますが，子どもの場合はさらに少ない摂取量でも発症しています。

## 5. ヒスタミンの毒性

　ヒスタミンは，海外では，魚以外ではチーズ，鶏およびザワークラウトなどによるものが報告されています。またワイン，ビールなどのアルコール類，ソーセージおよびサラミ，味噌，醤油，納豆，トウチ，キムチなどの発酵食品からもヒスタミンが検出されていますが，日本ではこれらによる中毒例はありません。ヒスタミンの前駆物質となる遊離ヒスチジン含量は，白身魚では数mg〜数十mg/100 gであるのに対し，赤身魚では700〜1,800 mg/100 gと非常に高いことから，ヒスタミンによる食中毒は赤身の魚が多いということがわかります。

## 6. ヒスタミンの食中毒予防対策

　近年，捕獲した魚を急速に冷凍し，流通や販売店でも温度管理がしっかりしてきたので，ヒスタミンによる食中毒が減少することが期待できますが，消費者が購入後，温度管理が適切ではないとヒスタミンが増加します。魚を保存する場

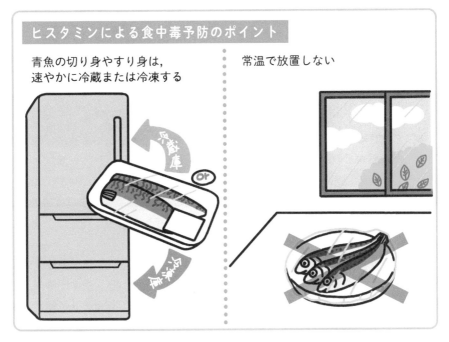

**図3.14**　ヒスタミンによる食中毒予防のポイント

合，購入後は速やかに冷蔵・冷凍し，常温での放置時間を最小限とする衛生管理をしっかりすることが重要です。生成されたヒスタミンは加熱をしても分解しないため，鮮度が低下した恐れのある魚は避けましょう。そして，ヒスタミンが高濃度に蓄積されている魚を口に入れたとき，唇や舌先に通常と異なる刺激を感じる場合があります。そのようなものは食べないことです。

## 3.3.2　金属による食中毒

### 1.　金属の食中毒について知っておこう！

　金属による食中毒は，近年みられなくなりましたが，鉛やカドミウム，ヒ素などは蓄積性があるため，行政が食品に混入していないかを常に監視や点検をしています。

　金属を大量に摂取したときの特徴は，過去にあったスズの中毒（179ページ参照）にしても，飲んですぐに症状が出ることです。おそらく胃粘膜の刺激ではないかと考えられています。銅や亜鉛は人にとっては必須元素ですが，一度に多くを摂取してしまうと，吐き気，嘔吐などを起こすことがあります。銅や亜鉛の金属としての食中毒は食品に混入したための中毒ではなく，容器からの溶出によって中毒が発生しているのが特徴です。近年，金属による食中毒は銅以外には見当たりません。

元素記号 Cu。原子番号 29 の元素。熱伝導がよく，調理器具などに使用される。光沢のある赤色の金属だが，湿った空気中で錆びて緑青になる。10円硬貨の主な素材。

　銅が欠乏すると貧血や心筋症，神経障害を起こす可能性があります。しかし，広範囲の食品に含まれているため，普通の食事をしていれば特に不足になることはありません。

　銅製の調理器具は，熱伝導がよいため，鍋など台所用品のほかに営業用の天ぷらの鍋や焼きそばなどの調理台として人気があります。これらを使用するにあたっての注意点としては，酢などの酸性食材や食塩を多く含む飲食物を長時間接触させると，銅が大量に溶出することです。一度に高濃度の銅を摂取すると，嘔吐，下痢，頭痛が，慢性中毒では溶血のほかに肝臓や腎臓に障害が出ることもあ

ります。

## 2. 〈事例〉こうして起きた！　銅による食中毒

### 〜スポーツ飲料を入れた容器から溶出した銅による中毒症状〜

　2010年2月，東京都内の保健所に「スポーツ飲料を飲んで6人が苦しみを感じ，頭痛，めまい，吐き気などの症状が出た」と連絡がありました。飲んだスポーツ飲料は普通乳白色ですが，青緑色に変色しており，水筒の内部には小さな褐色の物質が多く付着していました。東京都健康安全センターで検査したところ，残っていたスポーツ飲料から多くの銅が検出され，水筒の付着物も主成分が銅であることがわかりました。このスポーツ飲料は，朝7時半頃に粉末を水に溶かして水筒に詰めたもので，飲んだ14時頃まではそのまま保管されていました。水筒の内部が破損していたため，スポーツ飲料が破損部分から浸み込んで水筒の保温構造に使われていた銅と接触し，銅が溶出したためであることがわかりました。

### 〜銅製の鍋でつくったスープで食中毒〜

　1995年（平成7年）10月，東京都内で，前夜に銅製の鍋でつくったスープをそのまま冷蔵庫で保存し，翌朝8時頃に妻が飲んだところ嘔吐したため，心配した夫が保健所に届け出ました。夫は一口飲みましたが，味がおかしいと思い食べるのをやめました。調理時に食べたときに異常はありませんでした。しかし翌朝のスープは青緑色で，金属臭がしたということです。使用した銅製の鍋の内側には銀メッキが施されていましたが，そのメ

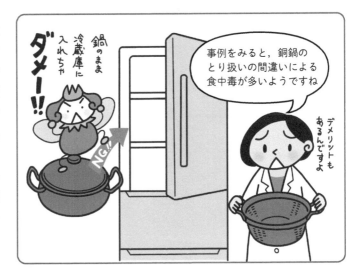

ッキが剥がれて赤褐色となっており、銅が溶出したためであることがわかりました。

このほか東京では銅製の鍋で焼きそばをつくったことによる食中毒が2件ありました。焼きそばに使うソースのpHが約3と酸性で、塩分濃度が高く、このソースを使って高温でつくったことから、多量に銅が溶出したためと考えられます。

## 3. 銅などの金属による中毒症状

銅化合物は局所刺激作用があり、吐き気、嘔吐などの症状が起こります。なかには金属臭を感じるものもあります。硫酸銅は日本薬局方に吐剤として掲載されていたことがあり、食中毒の場合は必ず嘔吐作用が出ます。銅に限らず、金属による食中毒では、食べてからすぐに症状が出るものが多いという特徴があります。

## 4. 銅などの金属による食中毒予防対策

銅鍋に限ったことではありませんが、金属の鍋で調理したものはその金属が溶出する場合があります。調理を終えた料理は鍋のまま提供したり保存したりせ

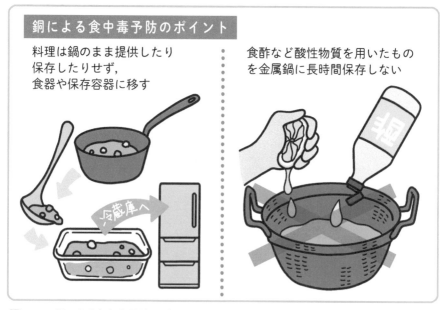

**銅による食中毒予防のポイント**

料理は鍋のまま提供したり
保存したりせず、
食器や保存容器に移す

食酢など酸性物質を用いたもの
を金属鍋に長時間保存しない

冷蔵庫へ

**図3.15** 銅による食中毒予防のポイント

ず，ガラス製またはプラスチックや陶器製の食器や容器に移して保存することが必要です。特に食酢やレモン汁などの酸性の溶液を鍋に長期間入れておくと，金属が溶出しやすくなるため気を付ける必要があります。

## 食中毒の豆知識　スズによる食中毒

　過去のスズによる食中毒は，トマトジュースで未熟なトマトを使用したため亜硝酸が存在した事例や，ミカンジュースの缶詰に地下水を使用したところ，地下水に亜硝酸塩が多く含まれていたため，缶からスズが溶出して一過性の中毒（腹痛）が起きたことがあります。しかし現在，地下水を使用する食品メーカーはイオン交換樹脂を通した水を使用しているので，このような事故は起こりません。

　スズの主な中毒症状は腹痛で，胃粘膜の刺激とされています。回復は早いのが特徴ですが，吐き気や頭痛を伴う場合があります。

　果物の缶詰はスズ缶（白缶：スズをコーティングした缶詰）を使用しているものがあります。食品衛生法ではスズの規格は150 ppm 未満となっています。白缶を使用する理由は，スズには還元作用があるので果物に含まれるビタミンCの破壊を防ぎます。また，缶詰の溶液部分のスズの濃度が80 ppm 程度のものは味がよくなります。市販の白缶の溶液部分のスズの濃度は40〜60 ppm 程度のものが多くみられます。開缶時は問題ありませんが，食べ残した場合，缶に入れたままにしておくと，缶の側面と溶液の接触部分からスズが急速に溶出します。ですから，消費者として気を付けたいことは，残った場合はきれいなガラス容器等に入れ替えて冷蔵庫で保存することです。

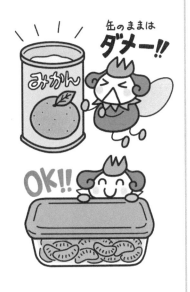

# 3.3.3 洗剤による食中毒

## 1. 洗剤の混入について知っておこう！

　洗剤などの誤用による食中毒が散見されます。中性洗剤などに成分として用いられる界面活性剤は種類が多く，各メーカーによっても異なり，いずれも複数の成分を加えています。洗剤によると思われる食中毒が発生した場合，界面活性剤の直鎖アルキルベンゼンスルホン酸ナトリウムおよびポリオキシエチレンアルキルエーテルなど，成分を特定する場合もありますが，"アルカリ性洗剤が確認された"あるいは"非イオン系界面活性剤が確認された"など，原因が洗剤であるか否かの判定を優先します。発生場所ですが，洗剤による食中毒は家庭内でも起こっていますが，飲食店などでの事例も珍しくはありません。

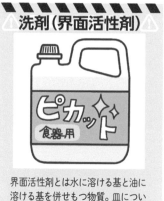

**洗剤（界面活性剤）**

界面活性剤とは水に溶ける基と油に溶ける基を併せもつ物質。皿についた油と混ざり，水で洗い流せるので洗剤としても多く使用されている。

## 2. 事例 こうして起きた！　洗剤の混入による食中毒

### ～洗剤が混入したオムレツを食べて食中毒～

　2000年11月3日4時30分，東京都内の飲食店でナス入りオムレツを食べた5人のうち1人が食べてすぐに舌のしびれを感じ，嘔吐しました。ほかの4人は口に含んですぐに吐き出しました。症状や厨房におけるオムレツの調理状況から洗剤の混入が疑われました。保健所で調査したところ，飲食店で使用していた合成洗剤は1Lの取っ手付きポリエチレン製容器入りで，容器は油で汚れており，サラダ油の容器と似ていました。当時，専任の調理担当者が多忙なため，別の従業員が調理したことがわかりました。東京都健康安全研究センターで患者の残品の成分と飲食店で使用していた洗剤（非イオン界面活性剤）が同じであることを確認しました。

## ～洗剤が混入したドーナツによる食中毒～

1998年6月8日，東京都内在住の女性が販売所で製造し，量り売りされていたかりんとうドーナツを購入，同日1本を食べたときには異常は感じませんでしたが，もう1本食べたところ苦みを感じました。夕方，夫が1本食べたところ，喉がヒリヒリとして腫れたような感じになりました。保健所が調査したところ，かりんとうドーナツの製造方法は，ドーナツ生地をフライヤーで揚げ，油を切った後，粉糖を熱湯に溶いたものをからめて製品としていました。ドーナツを製造した従業員は，生地をフライヤーで揚げている間にからめる砂糖の調製をしようと，倉庫から「水あめ」と書いてあるダンボール箱を厨房に持ち込み，なかの白い粉を湯でとき，スプーンで2〜3杯かけてからめました。しかし混ざり具合がおかしかったので，別の従業員に砂糖の所在を聞いたところ，粉糖を出してきました。そこで粉糖300 gを　量り，熱湯に溶いたものを先にからめたものとからめていなかったもの両方にからめ，商品として販売したことがわかりました。衣料用洗剤を水あめと思い込み，洗剤を混

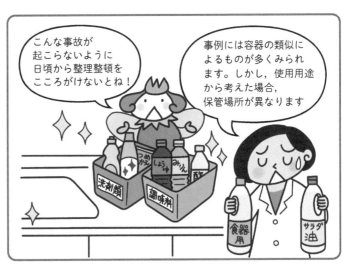

入させてしまった結果であると推察されています。

## 3. 洗剤の中毒症状

洗剤の成分により症状は異なりますが，中性洗剤の場合，苦みや味がおかしいと感じるものが多く，なかには喉の痛みを感じるものもあります。塩化ベンザルコニウムは粘膜に対し刺激作用があり，間違って食べた場合は咽頭痛，上腹部痛，悪心，嘔吐，下痢等の症状を呈することもあります。なかでも最も気を付けたいのがアルカリ洗剤の誤用です。口に入れると口の皮がむけるなど重症化する

場合があります。

## 4. 洗剤による食中毒予防対策

　洗剤による中毒の大半は，ラベルを書かないで小分けをしたのち，担当者が変わったときに気が付かずに酒や油などと誤認してしまうために起こる場合がみられます。界面活性剤の入った容器を食品の入った容器と明確に区別できるものにする必要があります。

　図3.16のように，洗剤の食品への混入は，保管場所や容器を食品と明確に区別するなど，きちんと整理整頓をすることで大半は防ぐことができます。

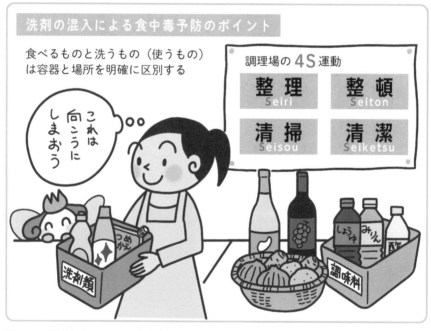

**図3.16**　洗剤の混入による食中毒予防のポイント

第 **4** 章

これだけは知っておきたい！

# HACCP に従った
# 食中毒の予防の知識

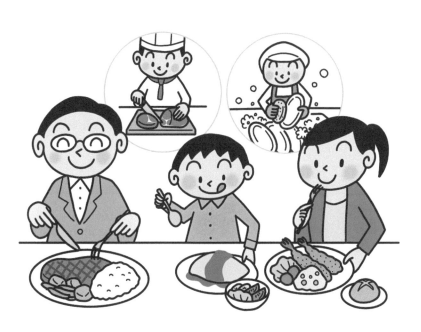

# 4.1 新しく制度化されたHACCPとは

## 4.1.1 HACCPとはどのような衛生管理なのか？

HACCP（ハサップ：Hazard Analysis and Critical Control Point）は，食品の製造工程で発生する危害要因（Hazard）を分析（Analysis）し，特に重要な工程を重点的に監視することで最終製品の安全性を担保する，1960年代に米国で生まれた新たな衛生管理の手法です。簡単にいうと，工程管理の方法，システムです。日本では「危害要因分析・重要管理点」と訳されています。これは現在，国際的な衛生管理として認められ，多くの国で導入されています。日本国内でも「食品衛生法」を改正し，2021年（令和3年）6月からすべての食品関連事業者はHACCPを導入しなければならなくなりました。

このHACCPにはさまざまな決まりごとがあります。まず，食品に潜む人の健康に被害を与える危害（Hazard）を，①生物的危害（サルモネラ等の病原細菌やノロウイルスなど，寄生虫），②化学的危害（有害な化学物質，洗剤の残留，ソラニン，ヒスタミン，アレルゲンなど）③物理的危害（包丁の刃こぼれ，鋭利な金属片などの異物）に区別して理解すること。次にこれらの危害を食品製造工程や調理工程，あるいは家庭での調理において，どの工程で除去できるかを決定し（重要管理点），対策を講じる方法（管理基準）を明確にする衛生管理です。

従来の衛生管理は最終製品の食品の一部を検査して安全性を判断するため，すべての最終製品が安全とはいえない問題がありましたが，HACCPでは製造や調理の各工程をきめ細かく管理するため，最終食品のすべての安全性が評価できるシステムになっているのが大きな違いです。

ではHACCPを正しく理解するため、食品工場で製造される蒸しかまぼこを例に解説します。

まず初めに蒸しかまぼこの製造工程図を作成します（**図4.1左**（186ページ））。

原料は，冷凍すり身，副原料（澱粉，砂糖，調味料など），冷凍卵白，使用水，包材になります。ではまずHACCPの考えに従い，原料の危害要因を考えていきましょう。すり身には腸炎ビブリオ，サルモネラ，芽胞をもつウェルシュ菌やボツリヌス菌などがあり，副原料はウェルシュ菌，卵白はサルモネラや黄色ブドウ球菌，使用水には病原性大腸菌などの病原微生物の汚染が考えられます。これら

の危害要因は，細断や擂潰などの工程では除去することができません。加熱工程により病原微生物の危害を防止することができるので，病原微生物が死滅する温度と時間を定めます（<u>重要管理点・管理基準</u>）。使用水は残留塩素が0.1 ppm以上であることを確認することにより安全な水であることを担保することができます。しかし，前述した病原微生物のなかには加熱処理によっても死滅しないウェルシュ菌やボツリヌス菌の芽胞があります。このような場合はどうすればよいのでしょうか。ウェルシュ菌の場合は，加熱処理後に芽胞が発芽・増殖することを制御するために，加熱後，2時間以内に10℃以下に冷却します（<u>重要管理点</u>）。保管，流通，販売においても病原微生物が増殖できないように10℃以下の温度条件が求められます。このほか病原微生物以外の危害要因として，材料中に含まれる骨や皮，あるいは金属等の異物を，ふるいなどを通して除去します。包装後の金属類も金属探知器で除去します（<u>重要管理点</u>）。

　ではこれで食中毒の防止は完璧！といえるでしょうか。あいにく，完璧とはいえません。

　製造機器や包材が不衛生であれば，それらから食品を病原菌が汚染します。また，従業員の手指を介してノロウイルスなどで汚染される危険性もあります。包材は洗浄・消毒を施して衛生的に清潔にしなければなりませんし，手指は決められた手順でよく洗浄・消毒しなければなりません（食中毒の豆知識（188ページ参照））。

　すなわち，安全な蒸しかまぼこを製造するためには，HACCP以外に，①原材料の受け入れ時の確認，②冷蔵庫・冷凍庫の温度の確認，③二次汚染防止対策，④従事者の健康管理・衛生的な作業着の着用，⑤器具等の洗浄・殺菌，⑥衛生的な手洗い・消毒，⑦トイレの洗浄・消毒，⑧ネズミやゴキブリなどの対策が必要になるのです。これらの衛生管理は決しておろそかにはできないのです。これらは「一般衛生管理」と呼び，「HACCPシステム」とは区別しています（**図4.1右**（187ページ））。

　つまり，安全な食品を製造するには「HACCPシステム」と「一般衛生管理」の両者を円滑に運営しなければならないのです。すなわち，両者は車の両輪であるといえます（**図4.1**）。

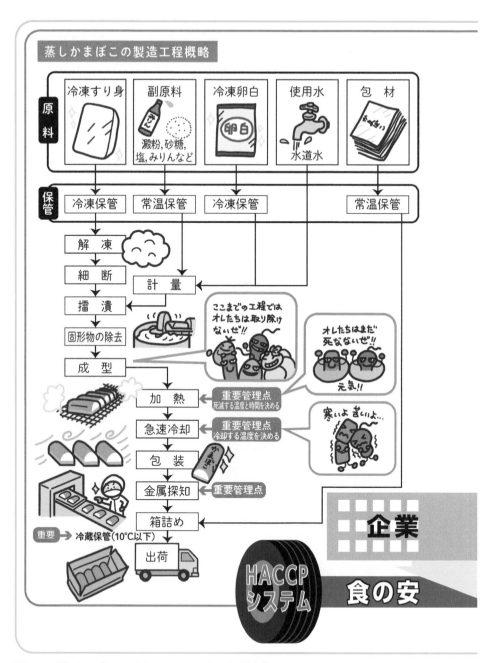

**図4.1** 蒸しかまぼこのHACCPシステムと一般衛生管理

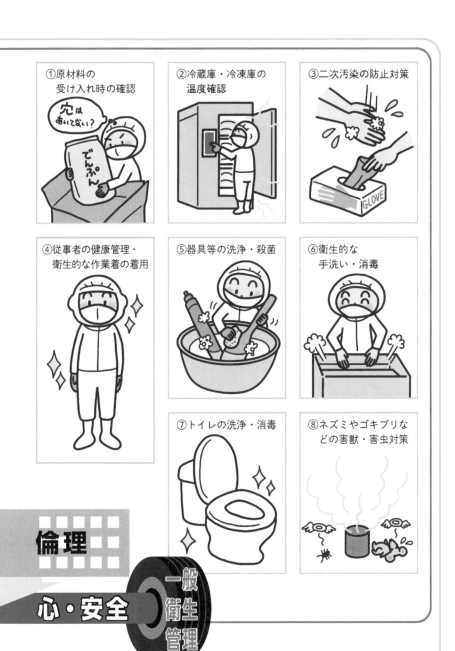

① 原材料の
　　受け入れ時の確認

穴は
あいてない?

でんぷん

② 冷蔵庫・冷凍庫の
　　温度確認

③ 二次汚染の防止対策

GLOVE

④ 従事者の健康管理・
　　衛生的な作業着の着用

⑤ 器具等の洗浄・殺菌

⑥ 衛生的な
　　手洗い・消毒

⑦ トイレの洗浄・消毒

⑧ ネズミやゴキブリな
　　どの害獣・害虫対策

倫理

心・安全

一般衛生管理

# 手洗いの手順

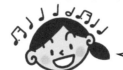

手を洗う前に指輪や時計，
つけ爪はとり，
長い爪は切りましょう。

Happy Birthday
を歌いながら
❷〜❿を2回くり返して
洗うと効果的です

---

流水で軽く手を洗う

❶

ハンドソープ
（手洗い用石鹸)を
手にとり泡立てる

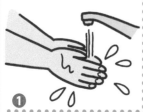

❷

手のひらと甲，
指の背を洗う

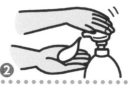

❸

---

指の間（側面)，
股（付け根)を洗う

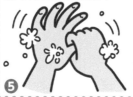

❹

親指と親指の付け根の
膨らんだ部分を洗う

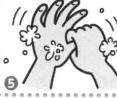

❺

指先を洗う

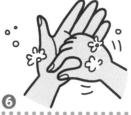

❻

---

手首の内側，側面，
外側を洗う

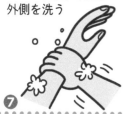

❼

肘を洗う

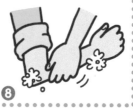

❽

爪の間を
爪ブラシで洗う

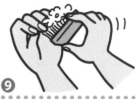

❾

---

ハンドソープを流水で
よく洗い流す

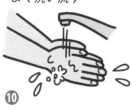

❿

●手をふき，
　きちんと乾燥させる
●手をふくときは
　自分専用のタオルや
　ペーパータオルを
　使う

⓫

アルコールで消毒する

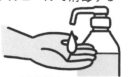

※手が濡れていると
　アルコール効果がありません
※ノロウイルスにはあまり
　効果がないとされています

⓬

　食品製造工場では多くの場合，加工・製造する品目は毎日同一原材料で，同一加工工程で製造されます。しかし，飲食店の場合はメニューが多彩なので，使用する原材料や調理工程もさまざまであることから，食品製造工場のような統一した衛生管理が困難です。そこで，飲食店では提供するメニュー工程を病原微生物の死滅（加熱）や増殖（温度）の観点から考えていきます。

　飲食店で調理するメニューを温度条件で区別すると，次の4つのグループに分けることができます（**図4.2**）。

①**非加熱調理食品（室温保存）**　危害要因がほとんどない食品。たとえば果物は消毒液（次亜塩素酸ナトリウムなど）で洗浄し，室温に保存後，そのまま提供します。

②**非加熱調理食品（冷蔵保存）**　加熱調理されない生で食べられる食品。たとえば刺身や野菜サラダは，室温に放置すると病原微生物が増殖する危険性があるため，これらの調理食品は調理後4℃以下に保存し，病原微生物の増殖を防止し，提供します。

③**加熱調理後，ただちに提供する食品**　煮る，蒸す，焼く，油調する（揚げる）食品（野菜の煮物，魚の焼き物，ハンバーグ，オムレツなど卵料理，鶏の唐揚げ，ステーキ，天ぷら，ラーメンなど）は，加熱の調理により病原微生物を死滅させる温度条件が大切です。病原微生物が死滅する加熱温度と時間を決めます（重要管理点）。食品中のO157やサルモネラなどは75℃，1分以上の加熱で死滅します（食中毒の豆知識（194ページ））。「牡蠣」などを汚染するノロウイルスは85〜90℃，90秒以上の加熱で死滅します。このような食品の場合，加熱温度を中心温度計で測定し，加熱時間と合わせて記録用紙に記載します。必ず行

うべき重要管理点ですので，記録を保存しておかなければなりません。

④**加熱調理後，冷却，再度加熱する食品**　「芽胞」があるウェルシュ菌や嘔吐型セレウス菌は100℃の加熱でも死滅しません。熱に強い抵抗性をもつ「芽胞」が生き残り，調理食品を室温に放置する期間に発育し，大量の菌になると食中毒を起こします。増殖を抑制させるために加熱調理後，速やかに冷却しなければいけません。よって，冷却する温度条件がとても重要です（重要管理点）。

　ウェルシュ菌食中毒の危険性がある食品は，大量に調理されたカレーライス，肉類などのお惣菜や魚の加熱料理などです。嘔吐型セレウス菌食中毒の危険性のある食品は，炊飯した米飯やゆでたパスタが多いことから，これらの食品は加熱後，速やかに喫食します。長く保存する場合（2時間以上）は加熱後，余熱を除いて速やかに冷蔵します。

　次に**図4.2**に示したグループ分類から成り立つメニュー（カツカレー，ポテトサラダ，フルーツ）から料理の調理工程に潜む危害要因を確認していきましょう（**図4.3**）。

　調理工程における詳細な衛生管理については，4.3節の「家庭でできるHACCPに基づく6つの衛生管理」（196ページ）を参考にしてください。

　ではここで，これまでに説明した食中毒菌の死滅・増殖と温度の関係をまとめておきましょう（**図4.4**）。一般的に4〜10℃以下では微生物の増殖は抑制され，10〜50℃の温度帯は微生物の増殖が起こる危険帯です。特に25〜40℃の温度帯は最も危険です。65℃以上の加熱は微生物が死滅する温度帯ですが，前述したとおり例外（ウェルシュ菌や嘔吐型セレウス菌）の微生物もいます。リステリアやエルシニアは0℃付近でも増殖できる低温細菌になります。

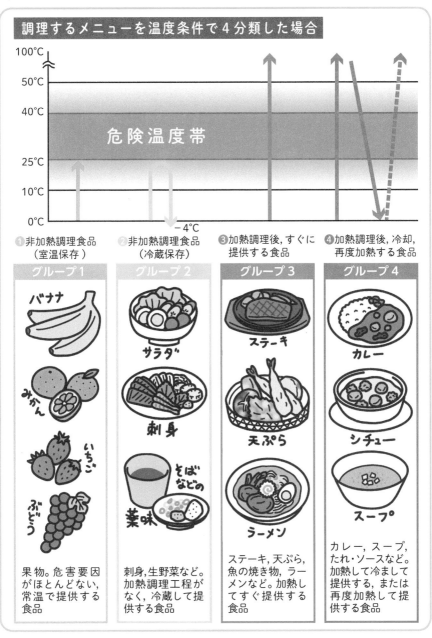

**図4.2** 調理するメニューを温度条件で4分類した場合
〔厚生労働省，HACCPの考え方を取り入れた食品衛生管理の手引きを改変〕

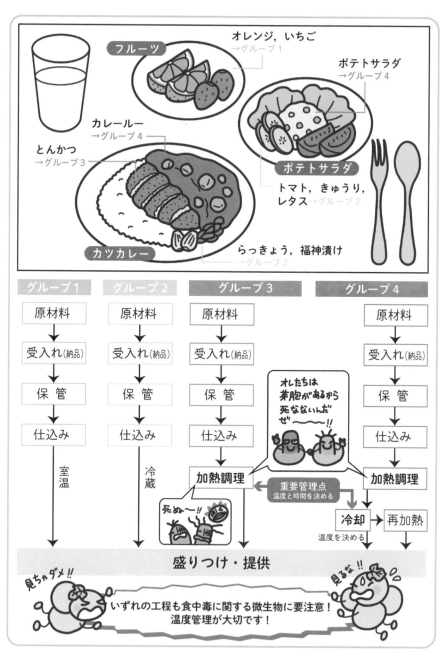

**図4.3** メニュー（カツカレー，ポテトサラダ，フルーツ）の調理工程と危害要因
〔厚生労働省，HACCP の考え方を取り入れた食品衛生管理の手引きを改変〕

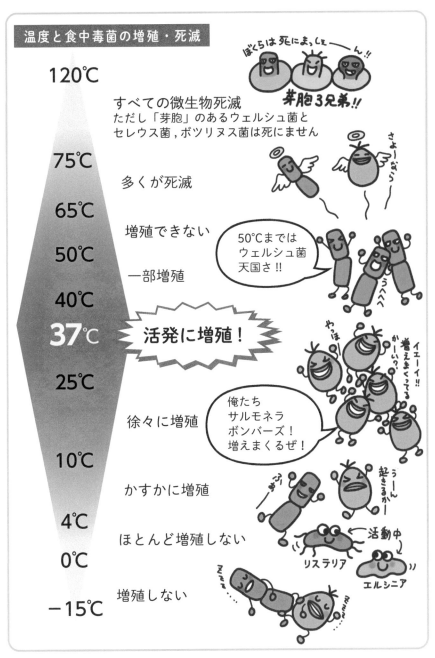

**図4.4** 食中毒菌の死滅・増殖と温度の関係

# ハンバーグを焼いたときの
# O157の死滅の仕方

　ハンバーグにO157を接種（接種菌量が$1.5 \times 10^5$と$1.8 \times 10^4$個です）した場合をイラストにしました。焼き上がりの中心部の温度が60℃や72℃では接種したO157が生存していますが，裏返して温度が75℃以上で，最終温度が83℃もしくは90℃になるとO157は死滅するのがわかります。ですから，前述したとおり，厚生労働省における食中毒を起こさないための加熱温度はO157，サルモネラ，カンピロバクター，腸炎ビブリオなどの細菌は中心温度が75℃，1分以上，牡蠣などの二枚貝のなかにいるノロウイルスを死滅させるには85〜90℃，90秒以上の加熱が必要です。電子レンジで加熱する場合は温度むらが起きてしまうので，ときどきよくかき混ぜ，所定の温度と時間で加熱しましょう。

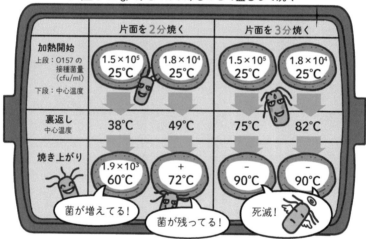

ホットプレートが200℃になったら
ハンバーグ（重さ65g，厚さ1.5cm）をのせて蓋をして焼く

## サルモネラの増殖（37℃）

　サルモネラの最適増殖温度とpHは35〜37℃，pH 6.8〜7.2で，その条件下では1個の菌が2個に増え，その増殖に要する時間は20分です。よって，さらにその20分後には4個に増えることになります。このサルモネラの増殖状態を写真に示します。見ていただくとわかりますが，4時間後には食中毒を起こす1,000個以上に増殖します。ここで注意しなければならないことは，0℃や凍結している場合，食中毒菌は増殖しませんが，菌自体が死滅しているわけではないので，適温になると生き返ります。

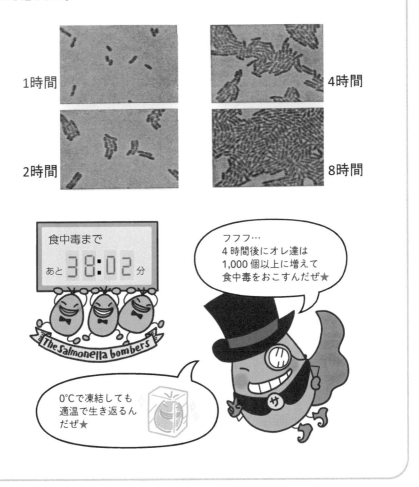

## 4.3 家庭でできるHACCPに基づく6つの衛生管理 ～買い物から食事まで～

食中毒の発生場所は飲食店が最も多く，そのほか旅館・ホテルでの食事，仕出し弁当，事業所や学校，保育所，高齢者施設などで提供される食事が挙げられます。これらの発生場所のうちの約10%を占めているのが，実は「家庭での食事」です。「家庭での食事」での食中毒は，微生物や寄生虫，あるいは自然毒（植物性と動物性）が多くみられます。

みなさんは家で食事をしてお腹が痛くなった経験はありませんか？　私たちは日常生活のなかで急性胃腸炎に罹っていることがしばしばあり，これらの下痢患者の科学的データから，日本国内で発生する散発性の食中毒患者数が推察されています（厚生労働省の食品媒介感染症の実態調査データ）。近年の調査では，カンピロバクターの患者が年間347万人，サルモネラ71万人，腸炎ビブリオ5.8万人と推察されており，驚くほどの健康被害者がいるとされています。いずれも感染場所は明らかではありませんが，日常の家庭における食事が関与することも多くあります。ですので，家庭での調理も飲食店で実施されているHACCPの考え方に従って衛生的に料理をつくることがとても大切です。家庭の料理では，①買い物　②食品の保存　③下準備　④調理　⑤食事　⑥食べ残した料理の6つの段階に分け，従来いわれている食中毒を防ぐ3原則「病原微生物をつけない（手洗い，まな板の洗浄，生肉や魚を扱う器具を使い分けるなど）」「病原微生物を増やさない（低温保存：重要管理点）」「病原微生物をやっつける／死滅させる（加熱処理：重要管理点）」を念頭

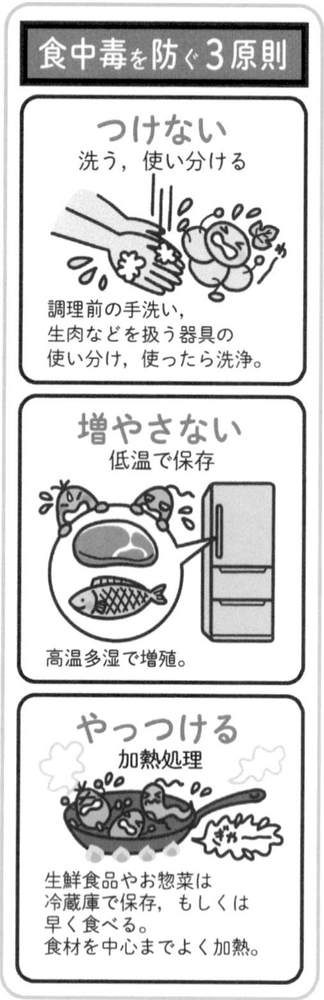

食中毒を防ぐ3原則
つけない
洗う，使い分ける
調理前の手洗い，
生肉などを扱う器具の
使い分け，使ったら洗浄。
増やさない
低温で保存
高温多湿で増殖。
やっつける
加熱処理
ぎゃ――
生鮮食品やお惣菜は
冷蔵庫で保存，もしくは
早く食べる。
食材を中心までよく加熱。


**図4.5**　食中毒を防ぐ3原則

に入れて対策をしていくことがとても重要です（**図4.5**）。では各段階における注意点を解説していきます（**図4.6〜図4.11**）。

## 1. 買い物 （**図4.6**）

　食中毒を意識した科学的な眼をもって料理に使う食材選びである買い物から食中毒の予防にとりくむようにしていけば，より多くの楽しみと食の安心・安全が得られるようになるのではないでしょうか。

1. 青果（野菜・果物）や鮮魚，精肉などの生鮮食材は産地の確認と品質を見極め，鮮度のよいものを選ぶ。

　特に温度管理が難しい魚介類は鮮度が落ちると，食中毒となるヒスタミンが生成されている可能性が高くなるので購入を控えましょう。〔増やさない〕

2. 包装された加工食品では，消費期限や賞味期限の表示の確認，食物アレルギーの子どもがいる家庭では栄養表示や含まれる成分を確認する。

　現在，各食品会社は積極的にアレルギー表示を行っています。また疑問がある場合においても各食品会社のホームページなどで調べることもできます。

3. 肉や魚はドリップ（肉汁や魚の体液）が他の食材を汚染するので，包装を二重にしてドリップを防ぐ。〔つけない〕

4. 生の食肉や魚を購入した場合，寄り道をしないでまっすぐ帰る。帰宅までに2時間以上かかる場合は，保冷剤とともに保冷バッグを活用する。〔増やさない〕

## 2. 食品の保存 （**図4.7**）

　冷蔵庫や冷凍庫が開発され，食べ物を長期間おいしく保存できるようになりました。正しく賢く利用しましょう。

1. 冷蔵や冷凍が必要な食材は帰宅後，すぐに冷蔵庫や冷凍庫に入れる。〔増やさない〕

　冷蔵庫の温度は10℃以下，できれば5℃以下，冷凍庫は−15℃以下で管理しましょう。冷蔵庫・冷凍庫ともに入れるものは7分目とし，つめすぎないようにすることです。また冷蔵庫の開け閉めが多いと温度が上昇するので注意しましょう。

2. 肉や魚は冷蔵庫の下段に置き，ドリップが漏れ出ていないかを確認する。〔つけない〕

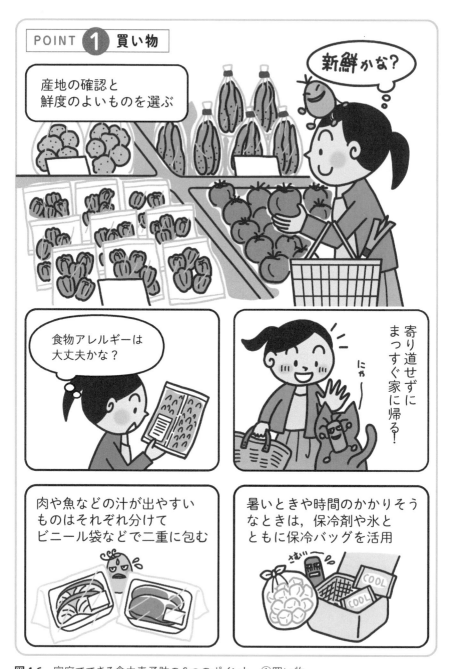

**図4.6** 家庭でできる食中毒予防の6つのポイント ①買い物

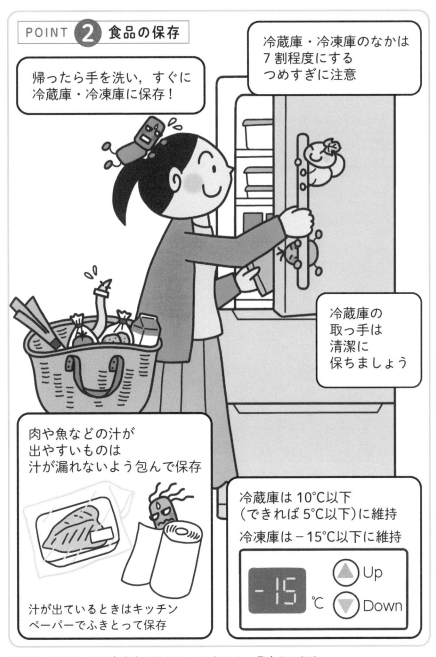

**図4.7** 家庭でできる食中毒予防の6つのポイント ②食品の保存

## 3. 下準備 （**図4.8**）

　調理に使用するまな板，包丁などにも気を付け，不衛生にしないことです。下準備も食中毒を防ぐ3原則「つけない, 増やさない, やっつける」を守りましょう。

1. 料理の準備をする前には必ず手をハンドソープでよく洗う。〔つけない〕
2. 包丁やまな板は肉・魚用，野菜用，果物用に区別する。使用後は80℃以上の熱湯をかけて殺菌する。〔つけない，やっつける〕
3. 野菜は根を切り，流水でよく洗う。ごみは決まったところに捨てる。〔つけない〕
4. カットされた肉や魚は台所のシンクで洗わない。〔つけない〕
　特に皮付きの丸ごとの鶏肉表面を洗う際には，水跳ねを起こさないよう細心の注意が必要なので，無理に洗わない。丸ごとの魚も真水で洗うことがあるが，これも水跳ねを起こさないように注意すること。
5. 冷凍した肉や魚の解凍は冷蔵庫で行う。〔増やさない〕
　室温で解凍すると菌の増殖が起こる。急ぐ場合は肉や魚をラップなどできちんと包み，電子レンジで解凍する。
6. 使用した布巾などは洗浄後，煮沸殺菌する。〔やっつける〕
7. 下準備終了後もハンドソープで手を洗う。〔つけない〕
　生肉や生魚に触れた場合は念入りに行う。

## 4. 調　　理 （**図4.9**）

　いよいよ調理です。加熱するものはしっかり加熱しましょう。できあがった料理には手や生肉から病原微生物をつけないように注意しましょう。調理技術を高め，衛生対策をして，おいしくて安全な料理をつくりましょう。

1. 調理をする前には必ず手をハンドソープでよく洗う。〔つけない〕
2. 加熱する料理（煮物，揚げ物，焼き物など）は中心部が75℃，1分以上加熱する。〔やっつける〕
　赤身の肉であれば中心部が褐色になるまで加熱（死滅）。電子レンジでの肉料理はときどき混ぜるなどして加熱温度を一定にする。カキフライなどの料理は85〜90℃，90秒以上加熱する（ノロウイルス対策）。
3. 献立に生野菜（サラダ）と肉料理（または魚料理）がある場合は，生野菜を先に調理する。〔つけない〕

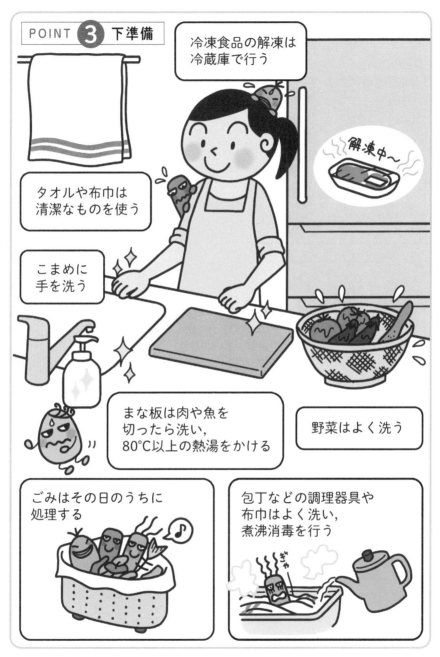

**図4.8** 家庭でできる食中毒予防の6つのポイント ③下準備

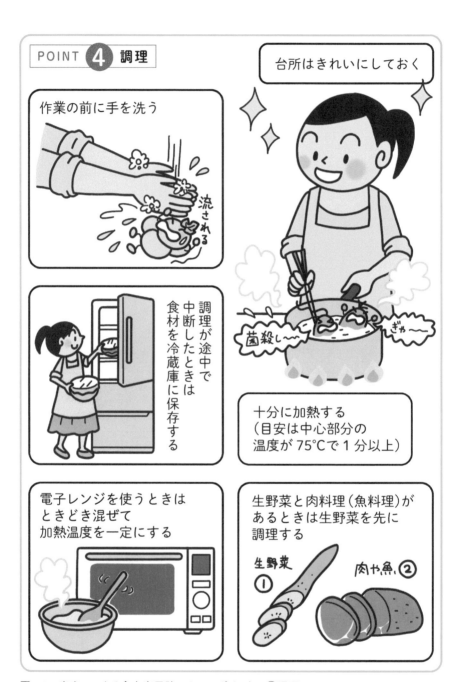

**図4.9** 家庭でできる食中毒予防の6つのポイント ④調理

4. 調理が途中で中断してしまったときは食材を冷蔵庫に一時保存する。〔増やさない〕

5. 調理後，再度ハンドソープで手を洗う。〔つけない〕

## 5. 食　　事（**図4.10**）

　おいしい料理を食べる前，食べた後，ともにちょっとした衛生管理を意識し，楽しい食事をこころがけましょう。

1. 食事の前は必ず手を洗う。〔つけない〕

2. 料理はできてから2時間以内に食べる。すぐに食べない場合は冷蔵庫に保管する。生卵を用いた料理はその場で食べ，絶対に保管しない。〔増やさない〕

3. 盛りつけにはきれいな調理器具と食器を使う。〔つけない〕

## 6. 食べ残した料理（**図4.11**）

　人は生き物を食べることで生かされています。自然に感謝し，残さず食べるようこころがけましょう。残さなければ食中毒も起こりません。

1. 食べ残した料理は清潔な容器に移し入れ，冷蔵庫に保管する。次に食べるときは十分に加熱すること。〔増やさない，やっつける〕

2. カレーなどはそのまま室温に放置せず，冷蔵庫に保管する。次に食べるときは沸騰してから15分加熱する。〔やっつける：ウェルシュ菌対策〕

3. 白飯はラップに包んで凍結保存する。〔増やさない：セレウス菌対策〕

4. 冷蔵庫に長時間保存した料理はもったいないと思わず，思い切って捨てる。

5. 使用した食器などは長時間浸け置きしない。〔増やさない〕

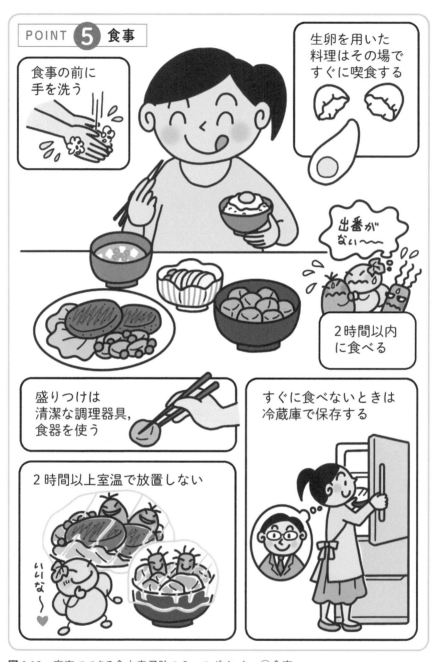

**図4.10** 家庭でできる食中毒予防の6つのポイント　⑤食事

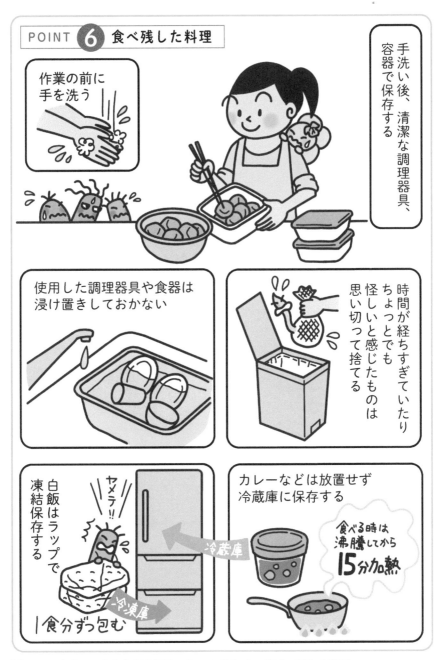

図4.11　家庭でできる食中毒予防の6つのポイント　⑥食べ残した料理

2019年12月に発生した新型コロナウイルス感染症により食事をテイクアウト（持ち帰り）できたり，デリバリー（出前）をする飲食店が増えました。店のなかにはできたてのものを提供するところもあります。できたてのものは持ち帰ったらすぐに食べることが原則です。すぐに食べられない，食べない場合はそのまま放置せず，冷蔵庫に入れましょう。デリバリーに関してもすぐに食べないものは冷蔵庫に入れましょう。

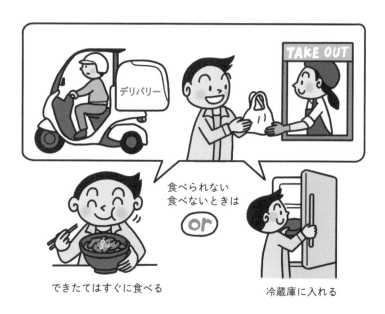

# 雑菌の多い取っ手

　手洗いや消毒が不十分な手で触れたところには，いろいろな細菌が汚染します。家庭内においてその代表として挙げられるのが，頻繁に開け閉めされる「冷蔵庫の取っ手」です。そして飲食店や給食室にも，冷蔵庫，冷凍庫，紫外線殺菌庫，熱風消毒保管庫，給水栓など，さまざまなところに取っ手があります。これらの取っ手は，調理作業中に内部の食品や調理器具をとり出したり，調理した食品などを入れるために取っ手をもって開閉します。よって，取っ手を介してさまざまな細菌やウイルスが手を汚染します。このような状況にある取っ手は衛生管理上，重要な部位になりますから，しばしば検査されます。検査において，冷蔵庫の取っ手10か所を調べたところ，すべてが洗浄・消毒不完全で不適切であると指摘されたこともあるほどです（ブドウ球菌食中毒の際には，冷蔵庫の取っ手からしばしば原因となった黄色ブドウ球菌が検出されています）。

　取っ手が黄色ブドウ球菌やサルモネラで汚染されていると，取っ手を介して手指がこれらの病原菌で汚染され，手指から料理した食品に病原菌汚染が起こることがあるかもしれません。また前述したように，ノロウイルスも手指から食品を汚染することが多いので最も注意しなければいけません。冷蔵庫の取っ手はこまめに洗浄し，アルコールあるいは次亜塩素酸ナトリウムで消毒するようにこころがけましょう。

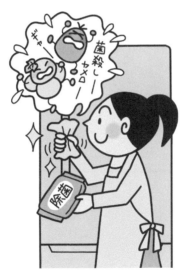

# 4.4 まとめ

2021年（令和3年）6月から食品製造，加工，流通，調理など，食にかかわるあらゆる業種は衛生管理手法であるHACCPを食品衛生法に基づいて導入しなければなりません。HACCPの制度は国際基準といわれていますが，特殊かつ高度な手法ではなく，これまでの長年の経験に基づいて築き上げたものです。食の安全性は国民一人一人が平等に受けることができる基本理念です。

農産物，水産物，家畜・家禽の畜産物などいずれも地球環境から生み出した「生」を食することで人間は生かされています。大切な命から新しい命をつなぐ食べ物は，法律に基づくものだけではなく，人々の叡智により常に安全性を確保していかなければなりません。

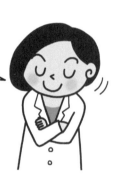

私たちがこうして安心・安全に
食事をすることができるのは，
多くの人たちによって，
いろんな衛生管理が日々行われて
いるからなのですね。

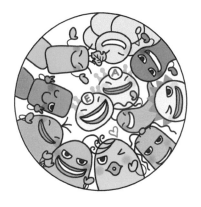

# 索　引

**著者紹介**

伊藤　武（獣医学博士）
1962年　麻布獣医科大学獣医学部獣医学科卒業
東京都立衛生研究所微生物部長を経て（財）東京顕微鏡院所長
現在：（一財）東京顕微鏡院学術顧問，麻布大学客員教授
専門：細菌性食中毒の病原性・生態学・検査法，食品微生物学

西島基弘（薬学博士）
1963年　東京薬科大学薬学部薬学科卒業
東京都立衛生研究所生活科学部長を経て実践女子大学教授，前国立医薬品食品衛
生研究所食品添加物指定等相談センターセンター長
現在：実践女子大学名誉教授
専門：食品衛生学

**イラストレーター紹介**

おのみさ　イラストレーター／発酵料理研究家
京都芸術短期大学（現・京都芸術大学）ビジュアルデザイン学科卒業
デザイン事務所勤務を経てフリーのデザイナー＆イラストレーターの傍ら，発酵
の本も多数執筆

NDC 498　　219 p　　21cm

イラストで楽しく学ぶ！　食中毒の知識

2022年10月20日　第1刷発行
2023年 7月21日　第3刷発行

著　者　伊藤　武，西島基弘
発行者　髙橋明男
発行所　株式会社　講談社
　　　　〒112-8001　東京都文京区音羽 2-12-21
　　　　　販　売　（03）5395-4415
　　　　　業　務　（03）5395-3615

KODANSHA

編　集　株式会社　講談社サイエンティフィク
　　　　代表　堀越俊一
　　　　〒162-0825　東京都新宿区神楽坂 2-14　ノービィビル
　　　　　編　集　（03）3235-3701

本文データ制作
カバー印刷　株式会社双文社印刷
表紙・本文印刷
製　本　　株式会社ＫＰＳプロダクツ